KB274528

프로페셔널
스포츠 요가

프로페셔널
스포츠 요가

조영훈 지음

초판 인쇄 2016년 04월 05일
초판 발행 2016년 04월 11일

지은이 조영훈
펴낸이 신현운
펴낸곳 연인M&B
기획 여인화
디자인 김주리
마케팅 박한동
홍보 정연순
등록 2000년 3월 7일 제2-3037호
주소 05052 서울특별시 광진구 자양로 56(자양동 680-25) 2층
전화 (02)455-3987 팩스 (02)3437-5975
홈주소 www.yeoninmb.co.kr
이메일 yeonin7@hanmail.net

값 15,000원

ISBN 978-89-6253-182-4 13690

PROFESSIONAL SPORTS YOGA

프로페셔널 스포츠 요가

조영훈 지음

연인M&B

여는 글

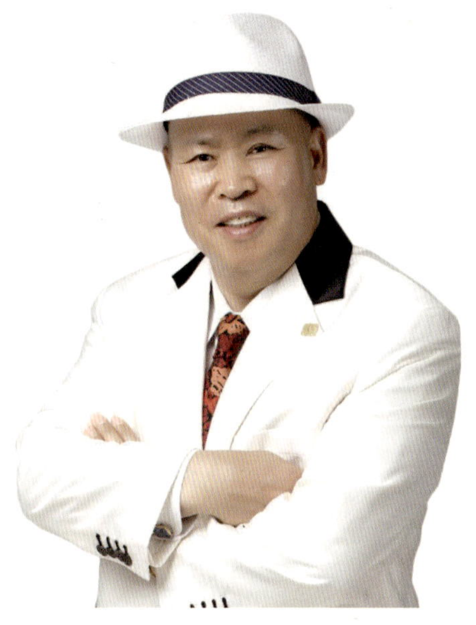

PWYC 회장 **조영훈**

저는 1965년부터 운동을 시작하여 1978년도 미스터코리아 챔피언 타이틀을 획득하고 대한민국 보디빌딩 대표선수로서 활동을 해 왔습니다. 1988년 제24회 서울올림픽 역도 대표 선수단 트레이너를 역임하였고 FISAF KOREA를 운영하고 있으며 현재까지 51년간 체육인으로서 오직 외길을 걸어왔습니다.

PWYC 본부에서는 세계적인 중심운동으로 스포츠 요가를 세계 최초로 연구 개발하여 전 세계 요가인들에게 희망과 용기를 줄 수 있는 새롭고 과학적인 응용과 인체구조의 특성을 살려 예술적이고 요가 본래의 특성을 잘 살려서 요가 경기를 과학화시킨 스포츠 요가를 전 세계 요가인들에게 보급하게 된 것을 진심으로 기쁘게 생각합니다.

전 세계 요가인들에게 스포츠 요가 대회가 처음에는 기대하는 것만큼 실망도 있으리라 생각합니다. 하지만 스포츠 요가는 시간이 갈수록 전 세계 요가인들에게 상당한 사랑을 받을 것으로 기대합니다. 새로운 패턴의 요가 컨벤션과 요가의 지엽적인 한계를 극복하여 전 세계인들이 즐길 수 있는 스포츠로 발전시킬 것을 약속 드립니다.

2016년 3월

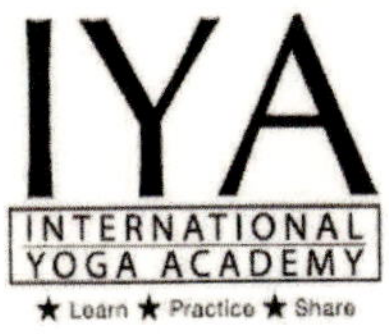

International Yoga Academy

2nd September 2013

Foreword and Acknowledgement

When I found that Master Young Hoon Cho is publishing a yoga textbook for Korean yoga trainers and athletes, I was delighted. I have taught in Korea for over three years. Korean students, I found, are especially keen and dedicated to learning this art. They have a deep interest to learn yoga from an authentic source, and easily find their way along this path as they enjoy the transformative experience of yoga.

I am pleased and honored to let Master Young Hoon feature my yogasana photographs in this textbook. I am sure its publication will give Korean yoga students the knowledge and inspiration they need to become disciplined yoga practitioners and teachers.

Furthermore, and perhaps more importantly, when you are under the guidance of great teachers like Master Young Hoon, rest assured that you are in the right hands, on the right path.

I wish you all a very fruitful practice and journey in your path as a yogi.

Namaste

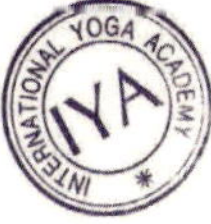

Yogananth Andiappan
Director
International Yoga Academy
Hong Kong

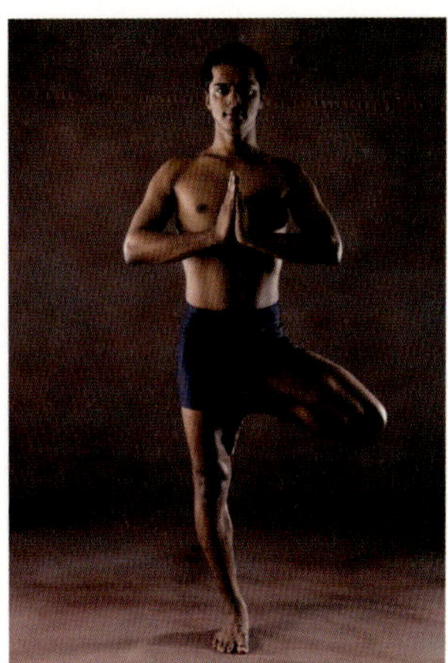

Head Office: 1303, One Lyndhurst Tower, 1 Lyndhurst Terrace, Central, Hong Kong
Phone: +852 2913 7510. Email: info@iya-asia.com, website: www.iya-asia.com

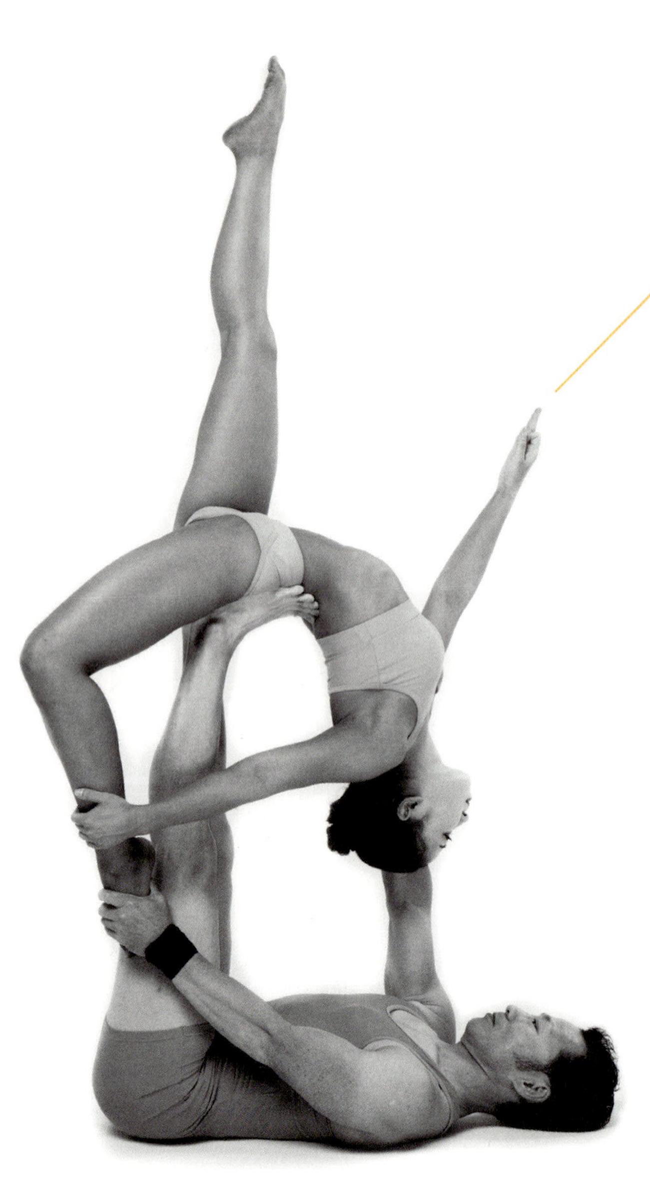

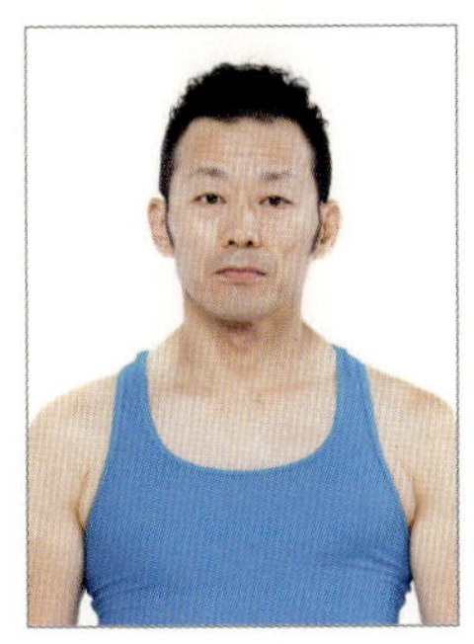

Sports Yoga 전문 마스터 **안형준**

명지대학교 체육학과 졸업, 명지대학교 총장 우수상 수상

1990. 05   1st 한국에어로빅챔피언십대회 겸 (美)NAC세계에어로빅선수권대회파견선발전 남자개인 챔피언
1990. 10   90전한국에어로빅챔피언대회 겸 (日)91월드컵에어로빅파견선수선발대회 남자개인 챔피언
1992. 10   92코리아컵에어로빅선수권대회 남자개인 챔피언
1993. 04   4th (日)국제에어로빅선수권대회 SUZUKI WORLDCUP(TOKYO) 남자개인 9위
1994   한국화이브미니컵에어로빅선수권대회 남자개인 3위
2013. 11   1st korea sports yoga championship 남자개인 1위
2015. 05   3rd korea sports yoga championship 남자개인 1위, 페어 1위 (2관왕)
1989~2016   현)CPT트레이너 활동
1991. 03~2016   현)(사)한국사회체육진흥회 세계에어로빅협회 교육강사
2013. 11~2016   현)PWYC KOREA(SPORTS YOGA) 선수
2015. 02~2016   현)영유아PLAY 강사
2015. 12~2016   현)인지운동지도자협회 교육이사

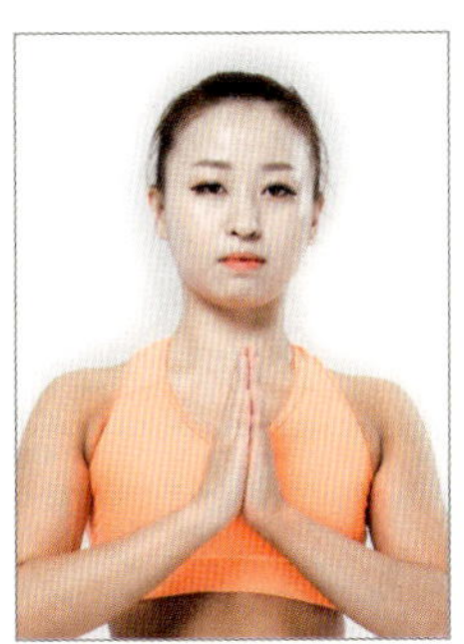

Sports Yoga 전문 마스터 **박미령**

제3회 PWYC KOREA Sports Yoga Championship 아사나 요가 여자싱글 부문 금메달
제3회 PWYC KOREA Sports Yoga Championship 아티스틱 요가 여자싱글 부문 금메달

차례

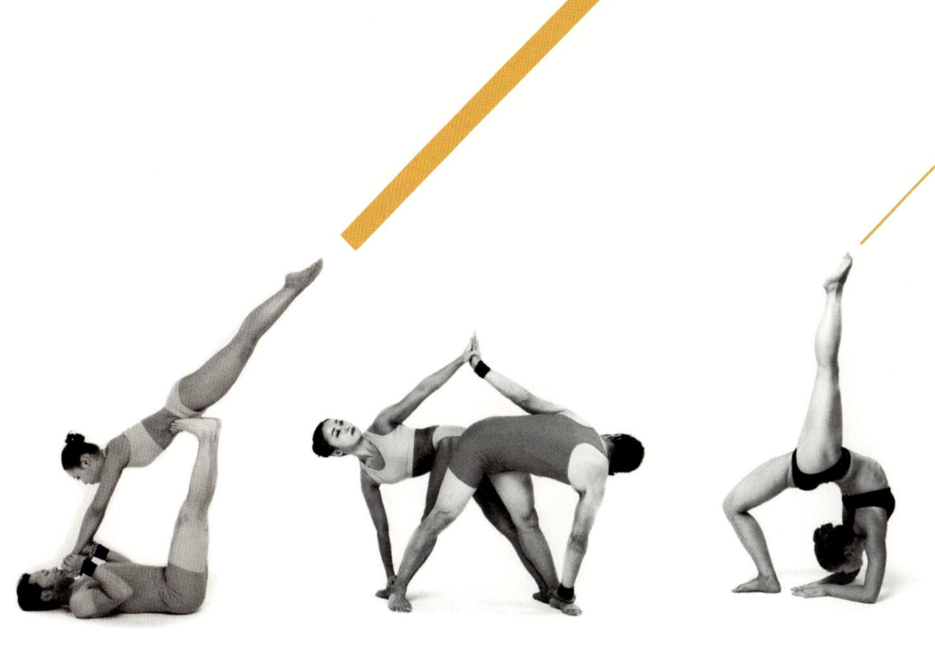

PROFESSIONAL WORLD SPORTS YOGA CLASSIC CHAMPIONSHIP

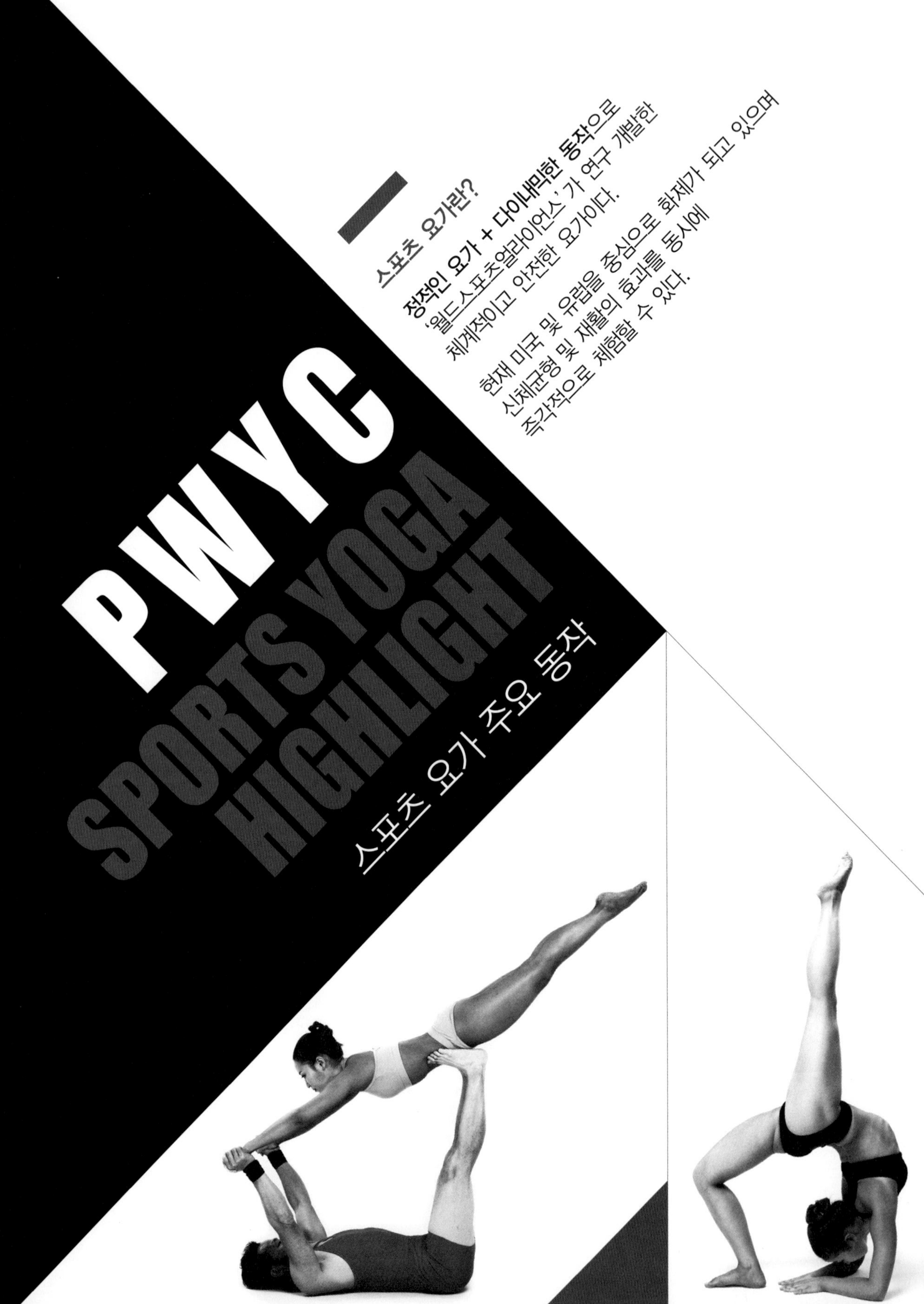

스포츠 요가란?
정적인 요가 + 다이내믹한 동작으로
'월드스포츠얼라이언스'가 연구 개발한
체계적이고 안전한 요가이다.
현재 미국 및 유럽을 중심으로 화제가 되고 있으며
신체균형 및 재활의 효과를 동시에
즉각적으로 체험할 수 있다.
PWYC
SPORTS YOGA HIGHLIGHT
스포츠 요가 주요 동작

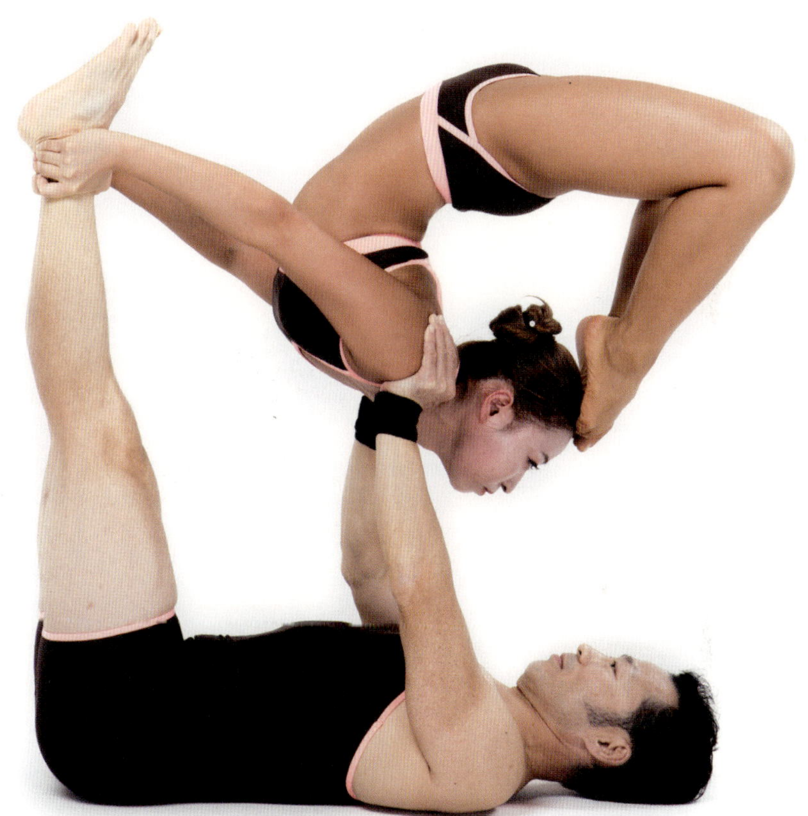

얼드바 벌치카사나 Urdhva Vrschikasana

Lifted Scorpion Pose

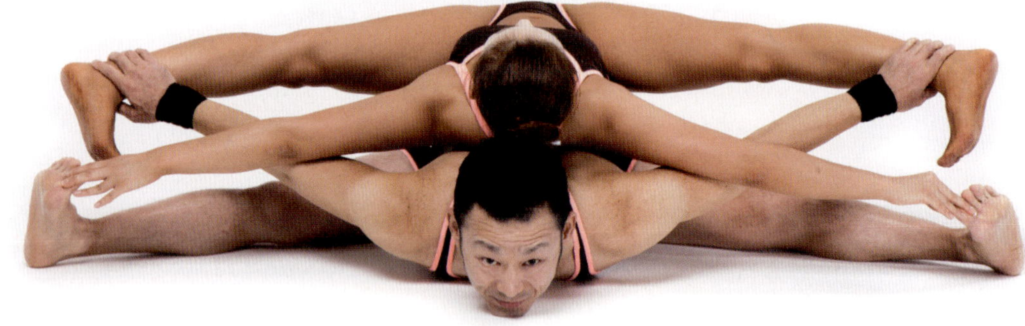

컬마사나 Kurmasana 섭타 코나사나 Supta Konasana

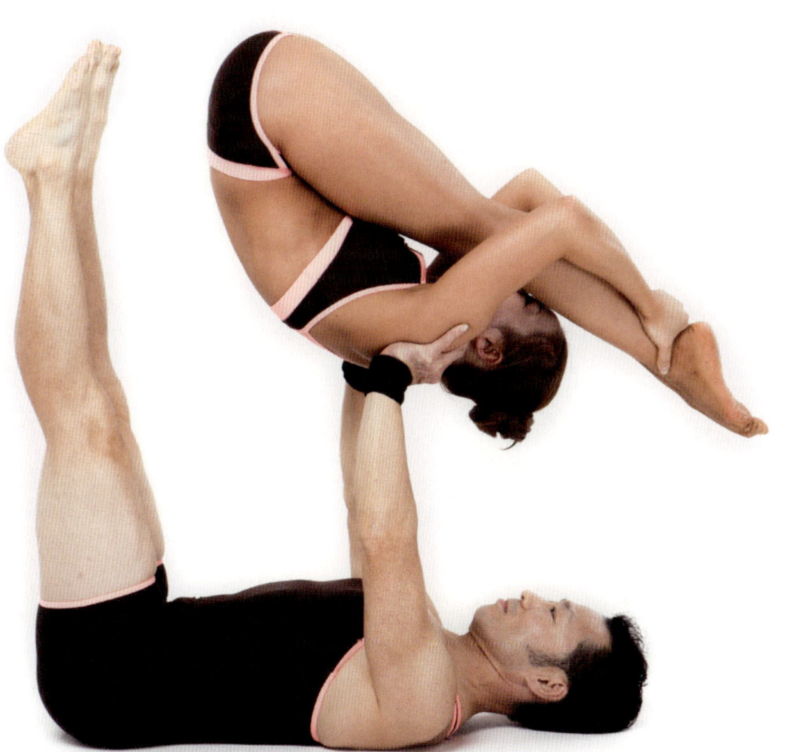

할라사나 Halasana

Plough Pose

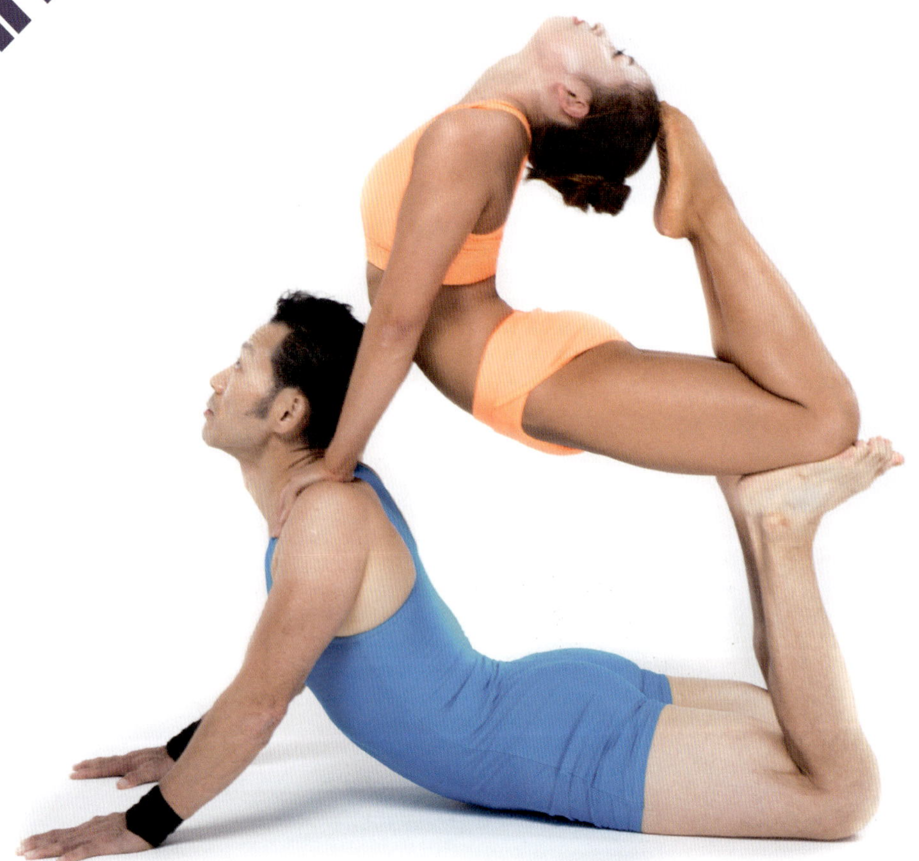

라자카포타사나 Rajakapotasana

King Pigeon Pose

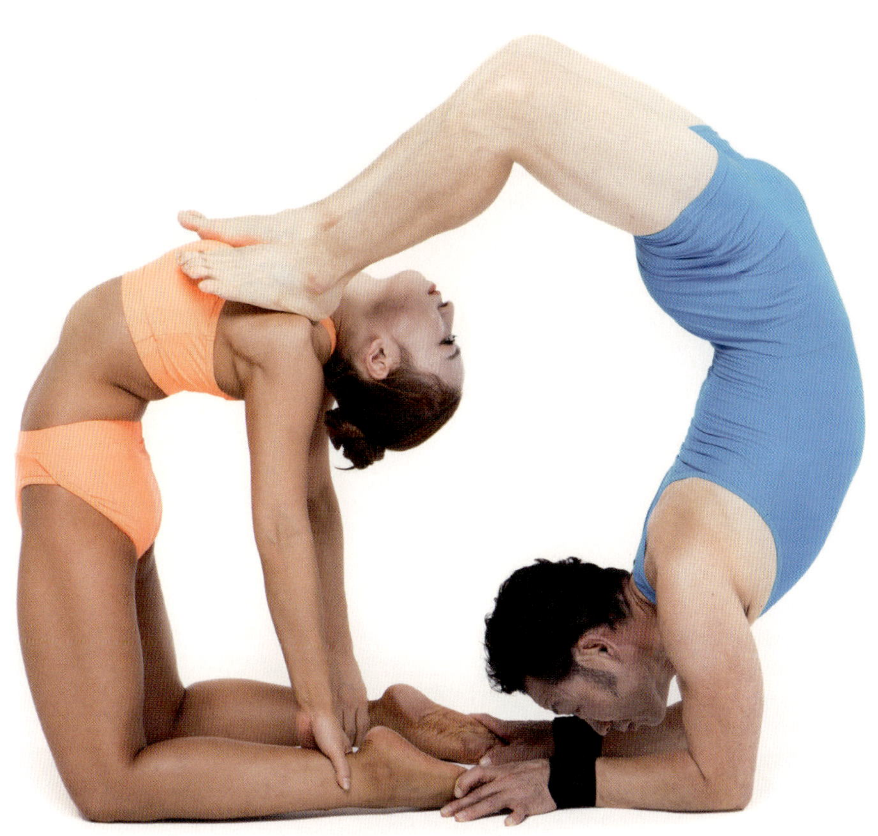

벌치카사나 Vrschikasana — 어스트라사나 Ustrasana

Elbow Stand – Camel Pose

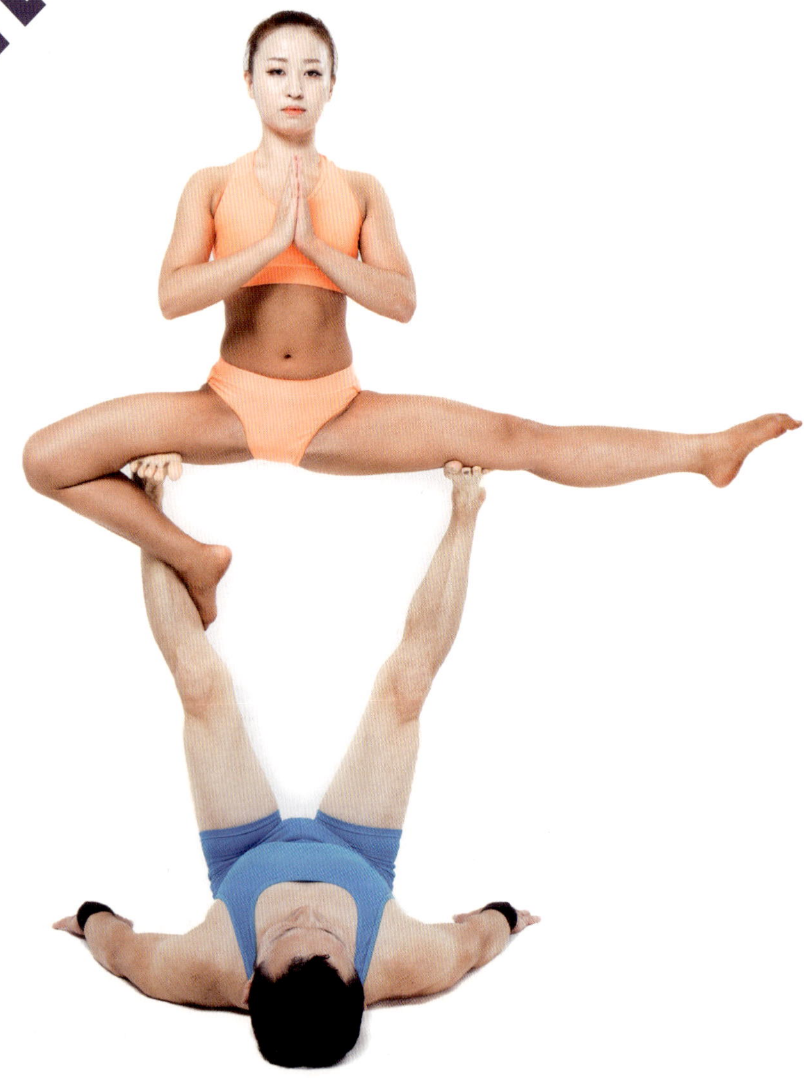

이카 파다 라자카포타사나 Eka Pada Rajakapotasana

One legged King Pigeon Pose

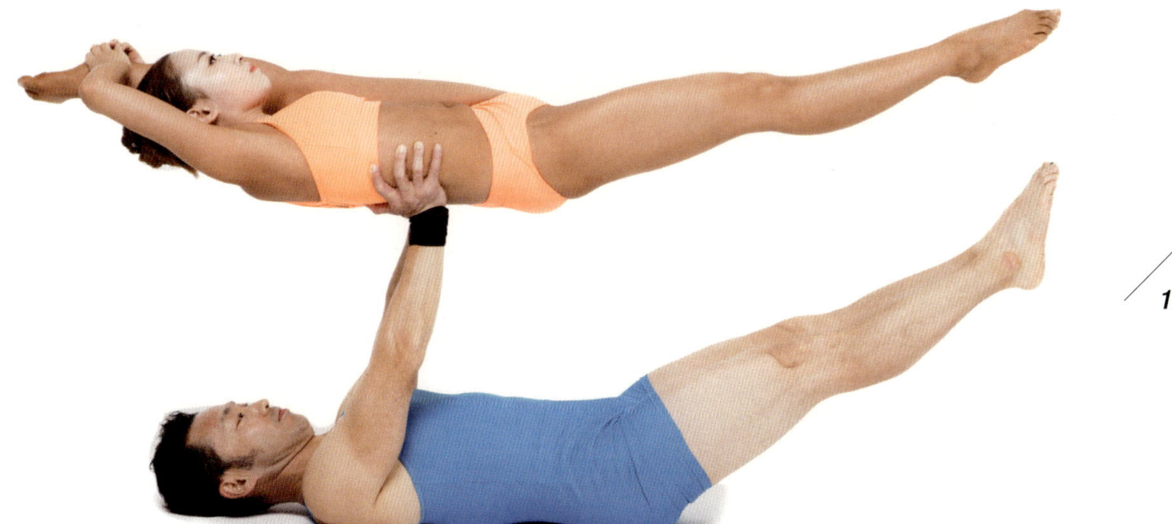

트리빅크라마사나 Trivikramasana

Standing Splits Pose

18

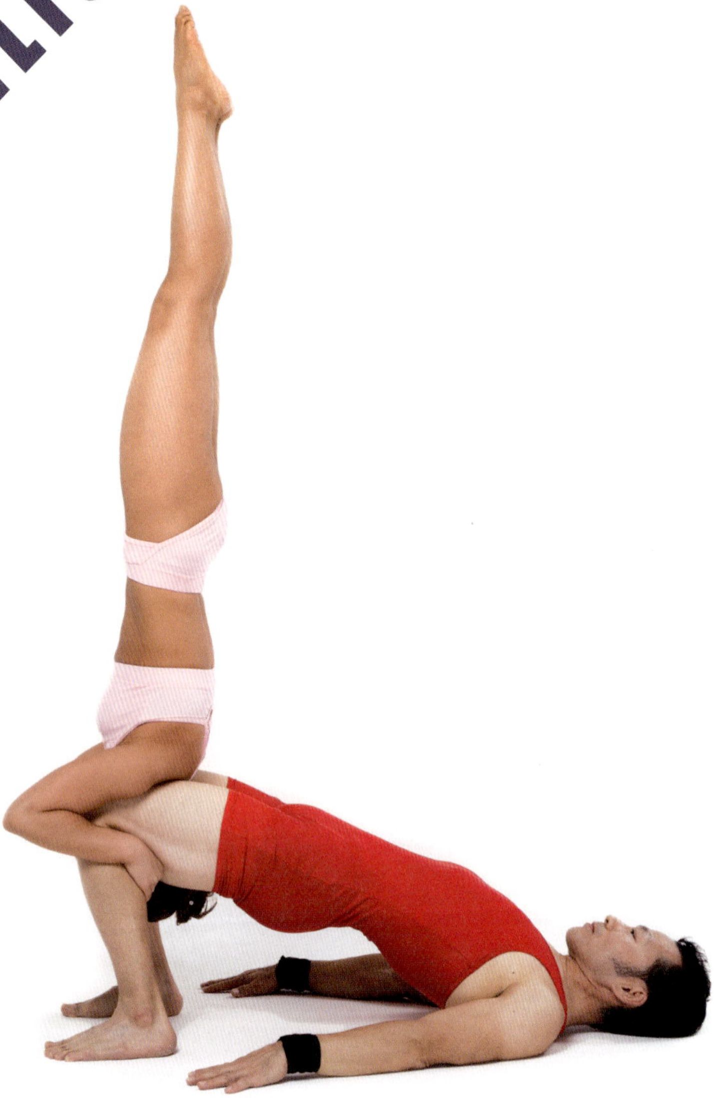

세튜 밴다사나 Setu Bandasana — 시라사사나 Sirasasana

Bridge Pose – Headstand Pose

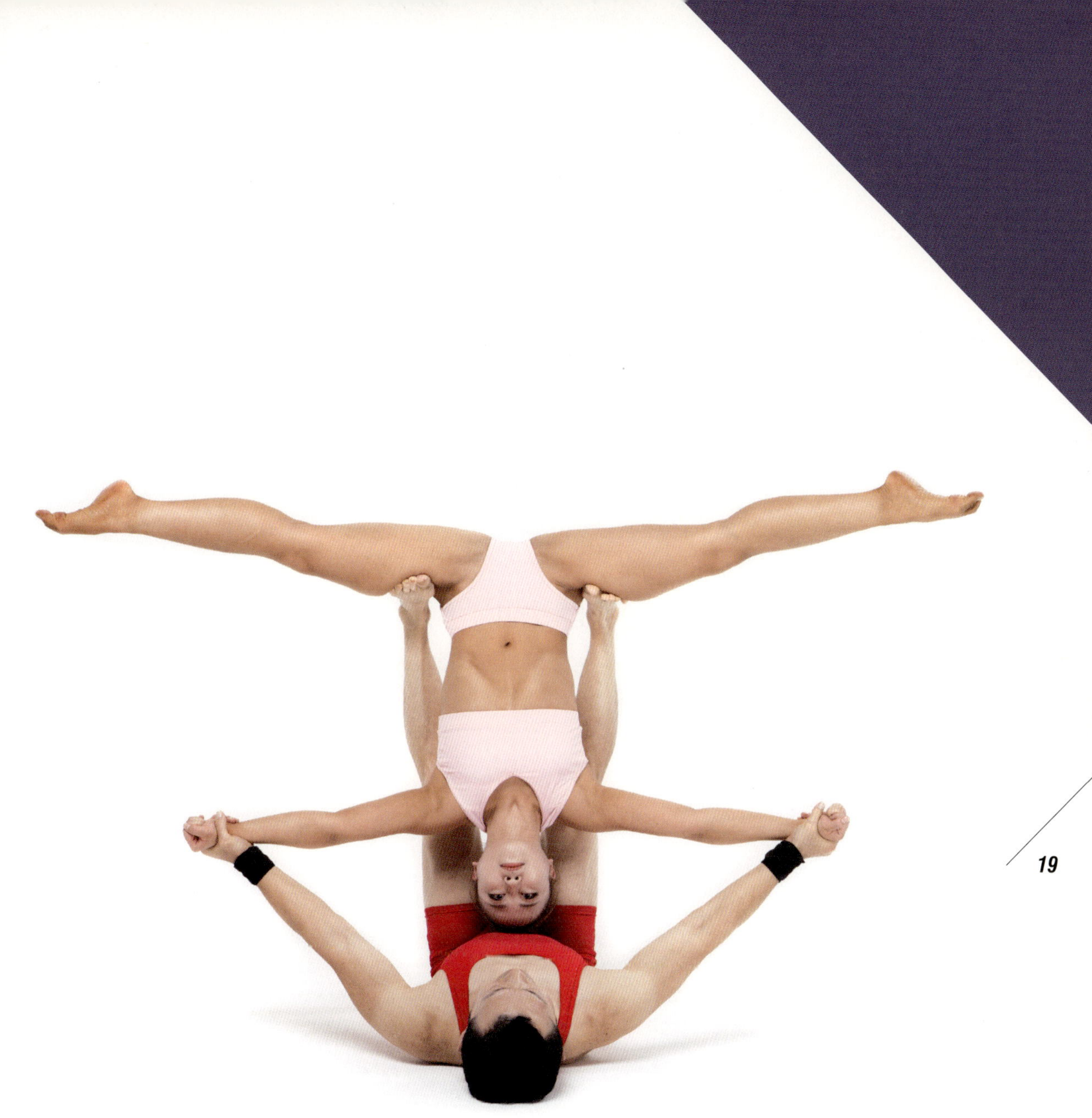

얼드바 바닥코나사나 Urdhva Baddakonasana

Butterfly Pose

'혼자'가 아닌 '함께'!
파트너와 함께 동작을 완성해 나가면서
친밀감, 성취감, 만족감을 두 배로 느낄 수 있는
스포츠 요가 커플 동작입니다.

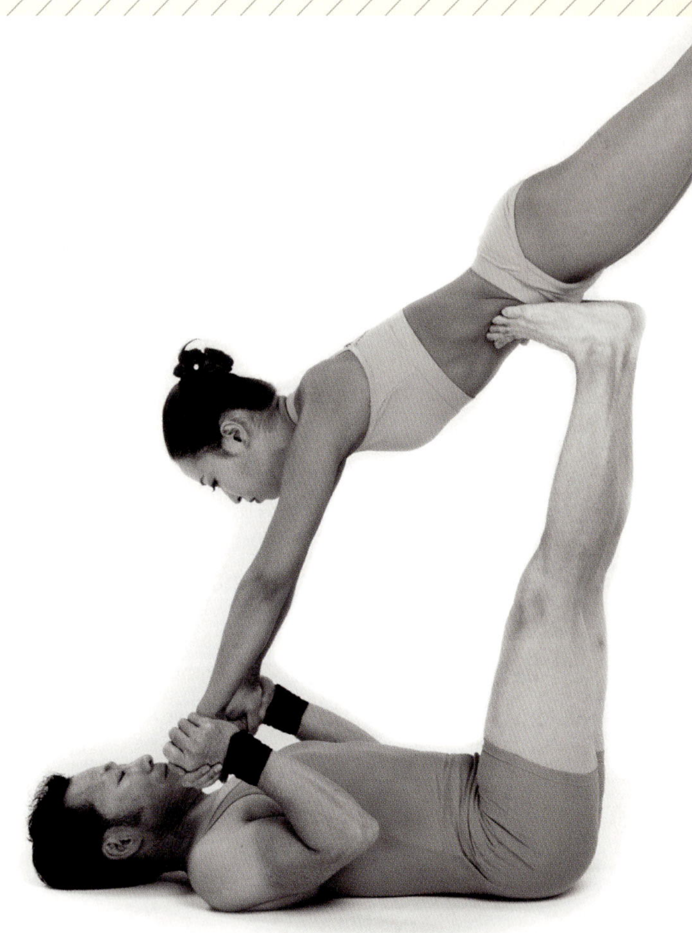

PART 1

COUPLE SPORTS YOGA

커플 스포츠 요가 동작

할라사나 Halasana

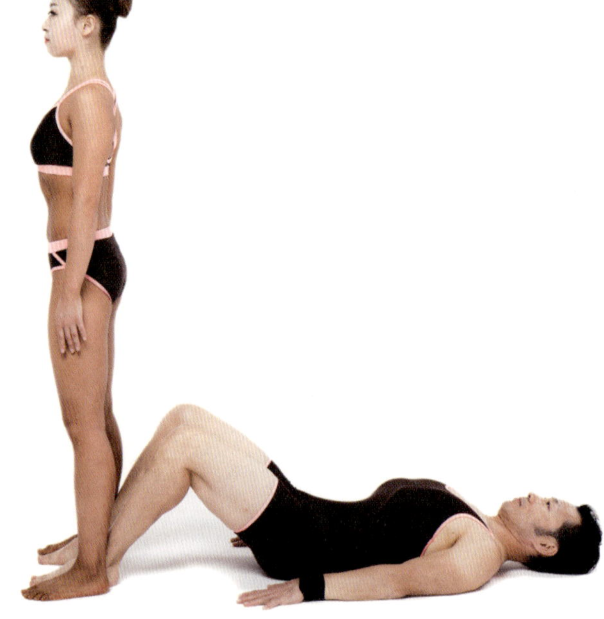

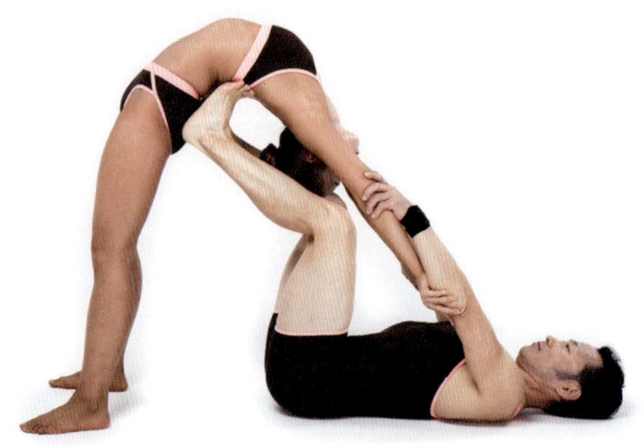

1 파트너 A는 매트 위에 무릎을 구부린 상태로 눕는다. 파트너 B는 A의 반대 방향을 보고 똑바로 선다.

2 파트너 A는 다리를 들어 B의 허리 아래쪽에 올려놓는다. 그 동시에 B는 등을 아치형으로 만든다.

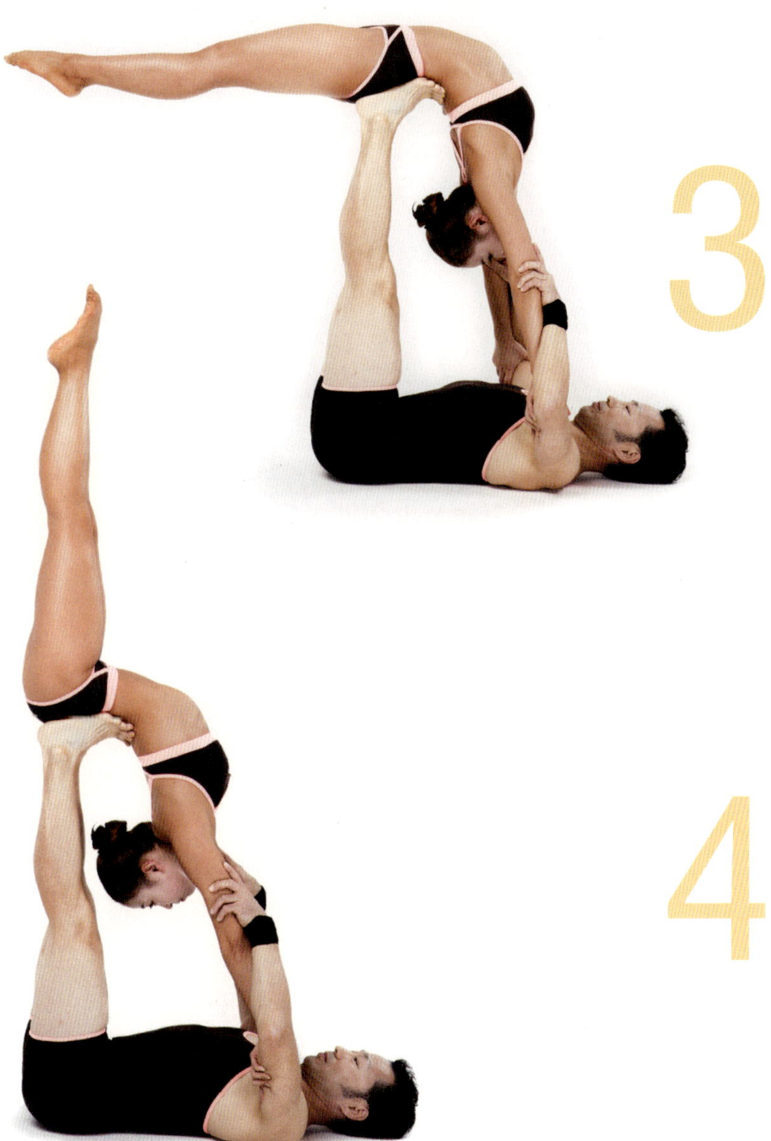

3 파트너 A는 B를 들어올린다. 그 동시에 B는 A의 어깨를 잡아 안정감 있는 자세를 취한다.

4 파트너 B는 다리를 들어 천장 쪽으로 쭉 뻗는 동시에 파트너 A의 어깨를 잡는다. 파트너 A는 B를 서포트하며 다리를 쭉 뻗고, 발가락은 B의 허리 아래쪽에 닿은 채 손바닥은 어깨에 둔다.

얼드바 벌치카사나 Urdhva Vrschikasana

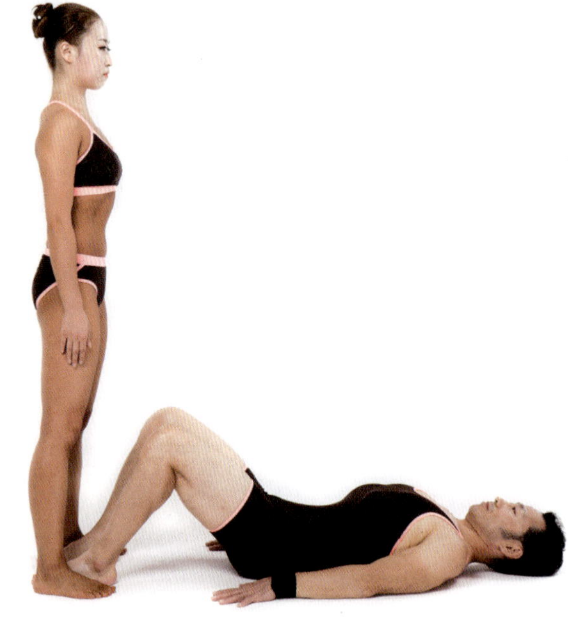

1

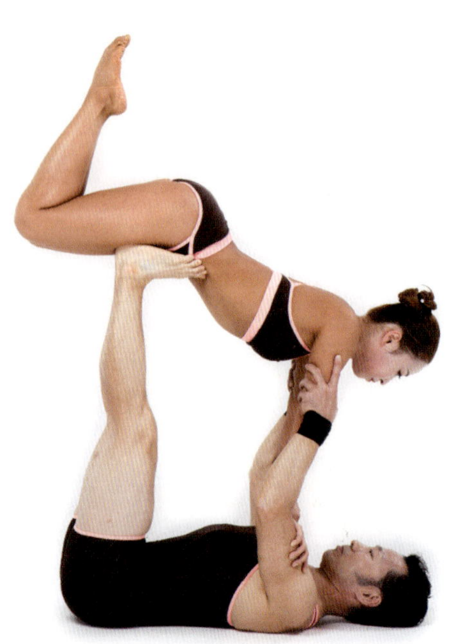

2

1 파트너 A는 바닥에 누워서 무릎을 세운다. 팔은 양옆에 가지런히 둔다. 파트너 B는 A의 무릎 앞에서 똑바로 선다.

2 파트너 A는 두 다리를 들고, 발이 B의 허벅지(골반)에 지탱하게 둔다. 파트너 B는 앞으로 몸을 굽혀, A의 손을 잡고 두 다리는 위로 올린다.

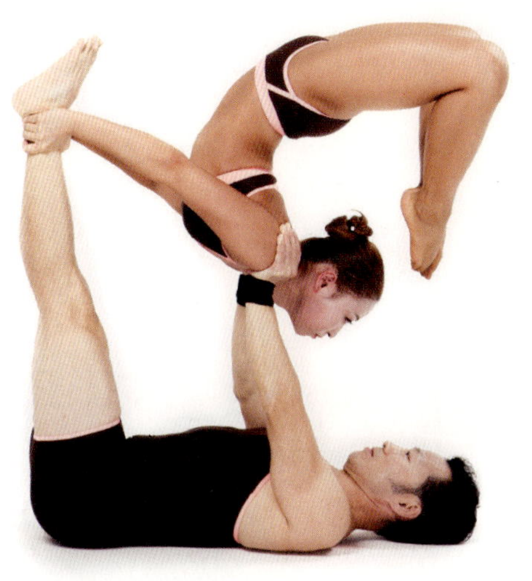

3

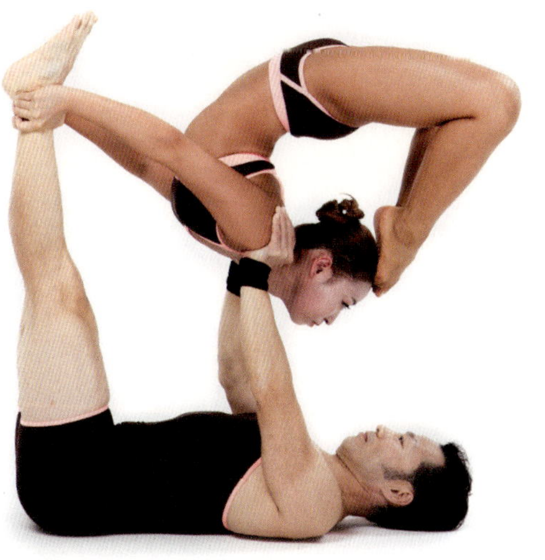

4

3 파트너 A는 오른 다리를 B의 허벅지(골반) 쪽에 두고 들어올린다. 그동안 왼쪽 다리는 접어 오른쪽 무릎 위에 올린다.

4 파트너 B는 A의 발목을 잡고 허리를 아치형으로 꺾어 발가락은 머리에 닿도록 한다.

차크라사나 Chakrasana

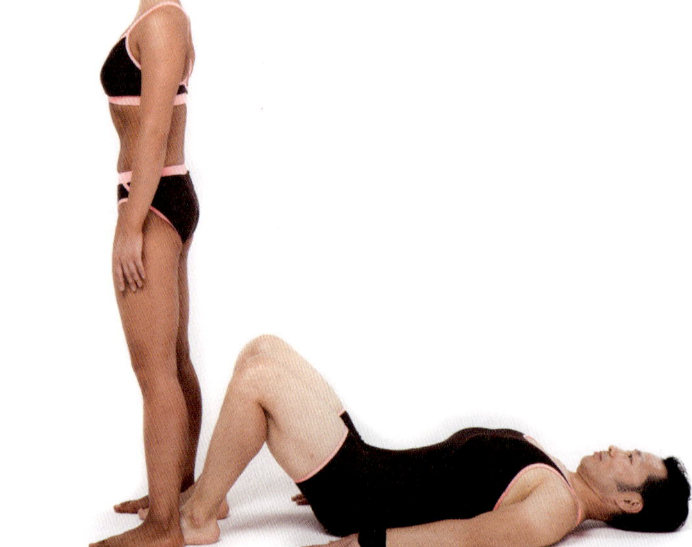

1

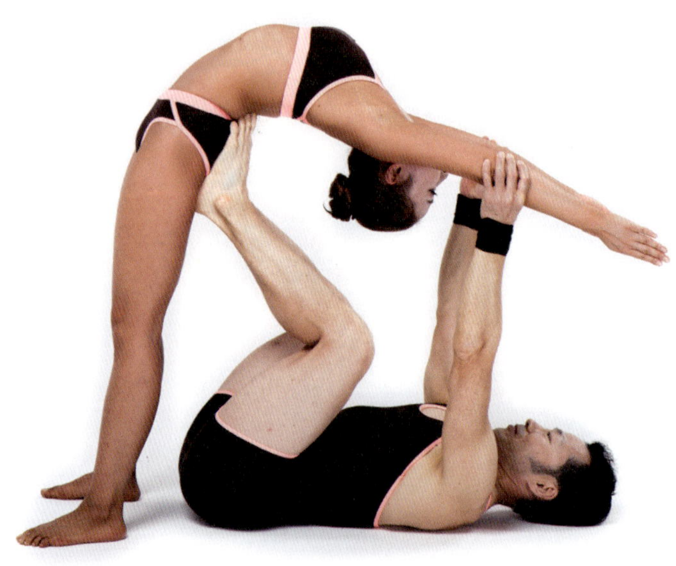

2

1 파트너 A는 다리를 접고 팔은 양쪽에 가지런히 놓은 상태로 매트 위에 눕는다. 이때 파트너 B는 A 앞에 서서 시선은 A와 같은 방향을 본다.

2 파트너 A는 두 다리를 들어 B의 엉덩이에 놓는다. 이때 파트너 B는 등을 아치형으로 꺾고 팔을 뒤로 뻗는다.

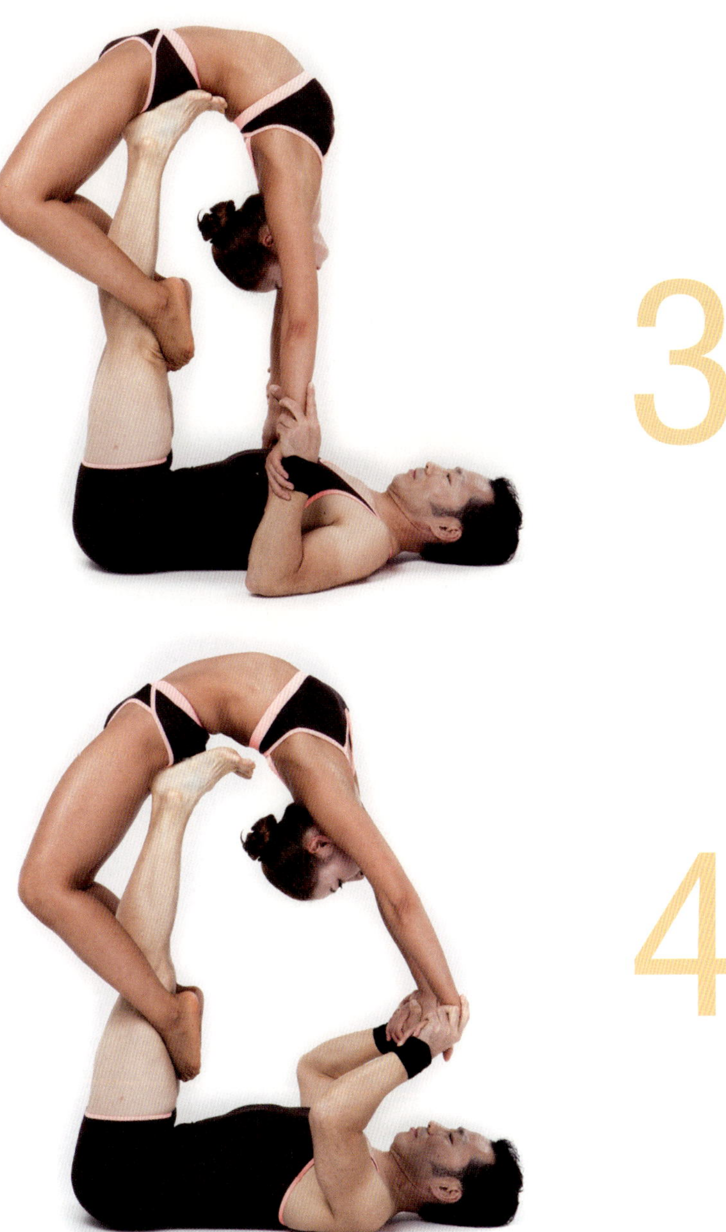

3 파트너 A는 B의 손을 잡고 몸을 들어올린다.

4 파트너 B는 발로 A의 다리를 고정시키고 휠
(Wheel) 포즈로 몸을 만든다.

하스타사나 Hastasana

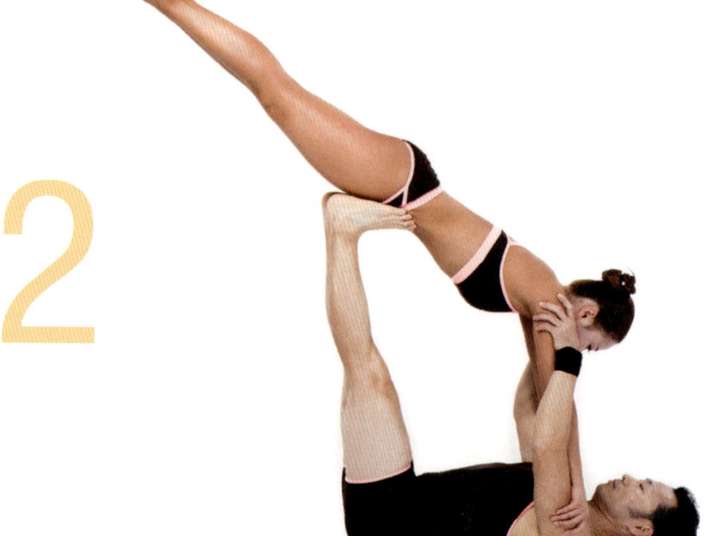

1 파트너 A는 무릎을 구부린 상태로 매트 위에 눕는다. 이때 양손은 가지런히 양쪽에 놓는다. 이때 파트너 B는 A쪽을 보며 똑바로 선다.

2 파트너 A는 다리를 들어 B의 골반 부분에 발을 놓고 B의 몸을 들어올린다.

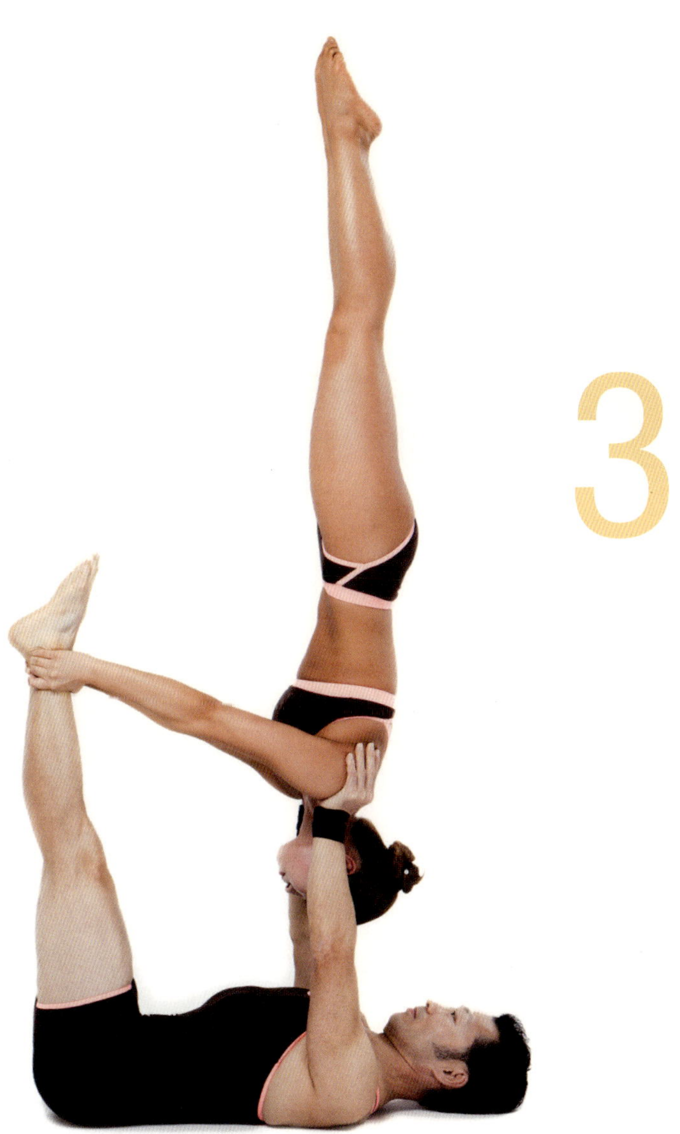

3

3 파트너 A는 B의 어깨를 잡고 그 동시에 B는 A의 발목을 잡는다. 이때 파트너 B는 다리를 들어올려 물구나무서기를 한다.

할라사나 Halasana

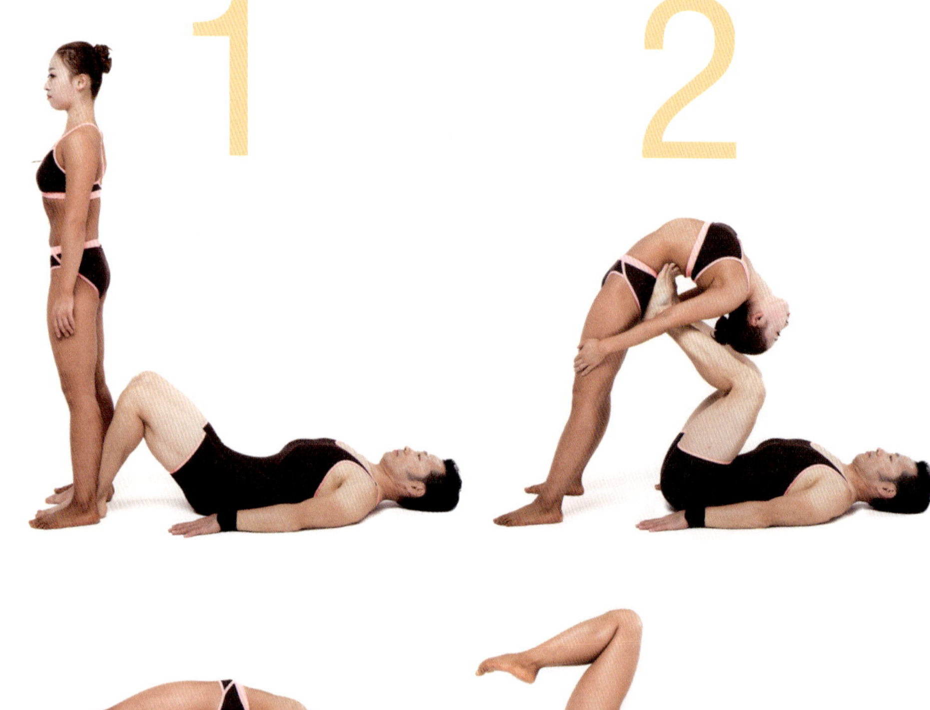

1 파트너 A는 매트 위에 무릎을 구부린 상태로 눕는다. 파트너 B는 A의 반대 방향을 보고 똑바로 선다.

2 파트너 A는 다리를 들어 B의 허리 아래쪽에 올려놓는다. 그 동시에 B는 등을 아치형으로 만든다.

3 파트너 A는 B를 들어올린다. 그 동시에 B는 A의 어깨를 잡아 안정감 있는 자세를 취한다.

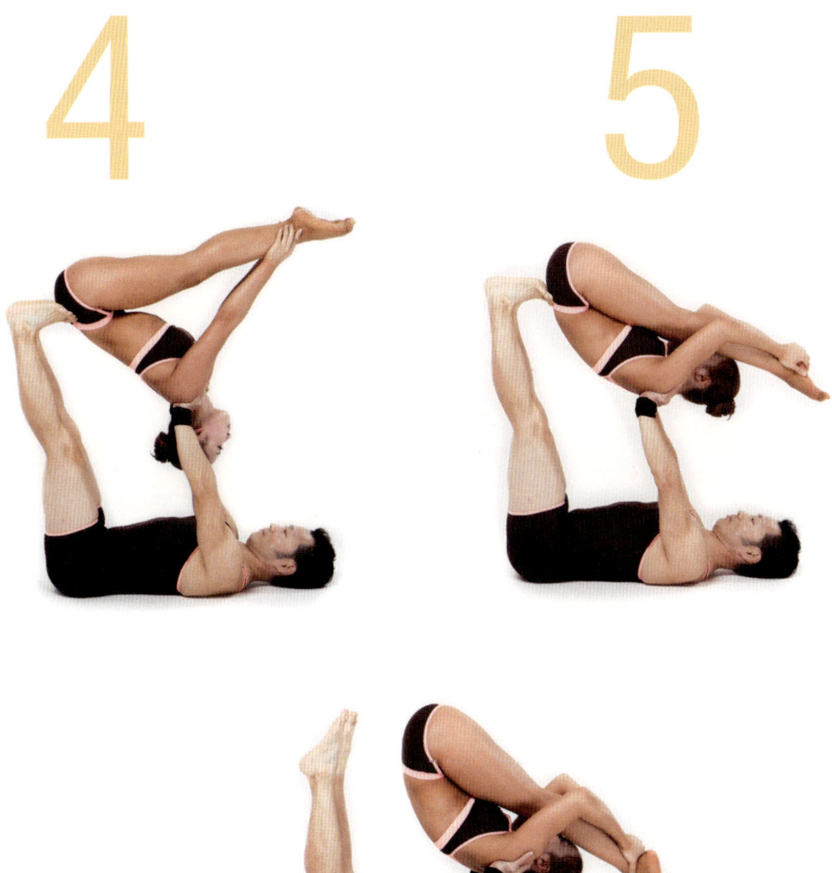

4 파트너 B는 무릎을 구부린 후 다리를 뻗어 발목을 잡는다.

5 파트너 B는 팔꿈치를 접고 이마가 무릎에 닿도록 한다. 파트너 A는 B를 서포트하며 다리를 쭉 뻗고, 발가락은 B의 허리 아래쪽에 닿은 채 손바닥은 등 위쪽에 둔다.

6 최종 포즈를 위해, 파트너 A는 천천히 발가락을 B의 등에서 뗀다. 그리고 손으로는 B의 어깨에 두고 서포트한다.

파치모타나사 Paschimottanasa
마츠야사나 Matsyasana

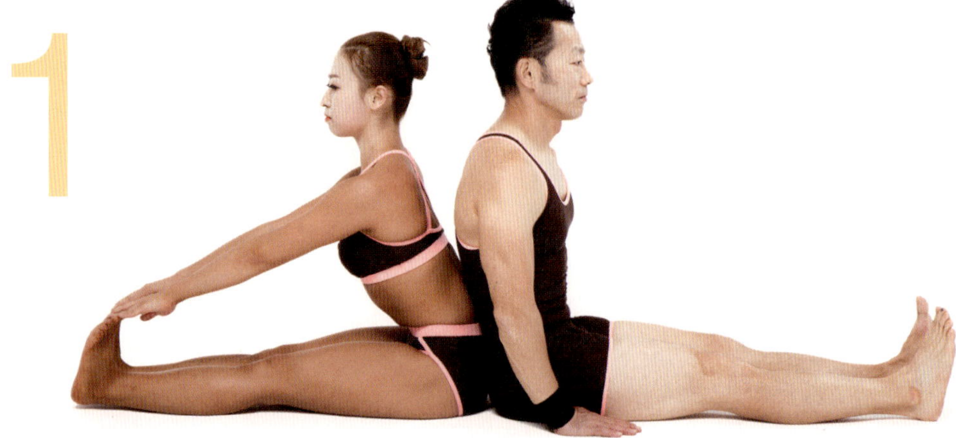

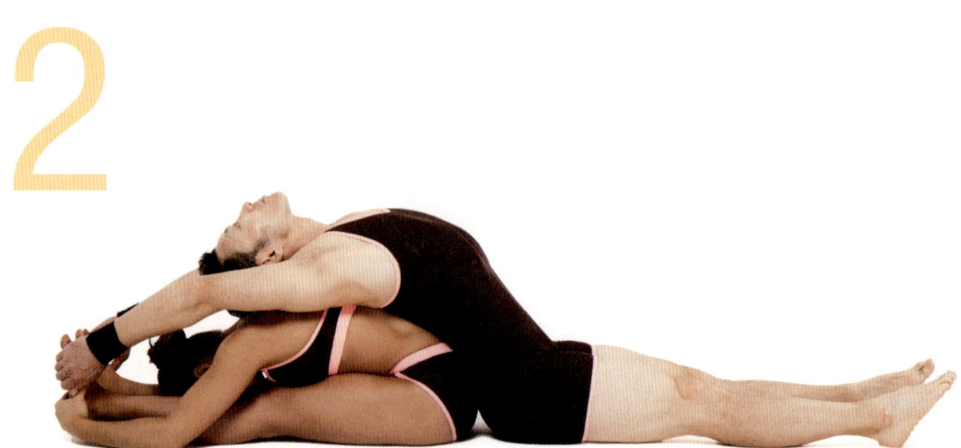

1 파트너 A는 다리를 앞으로 뻗은 채 바닥에 앉는다. 파트너 B는 자신의 등이 A의 등에 닿게 앉는다.

2 파트너 A는 손으로 발가락을 잡을 수 있게 앞으로 숙이고 이마가 무릎에 닿도록 한다. 파트너 B는 아치형으로 꺾으며 등을 대고 누우며 손을 뒤로 뻗어 A의 발가락을 잡아 마츠야사나(Matsyasana)를 한다.

컬마사나 Kurmasana
섭타 코나사나 Supta Konasana

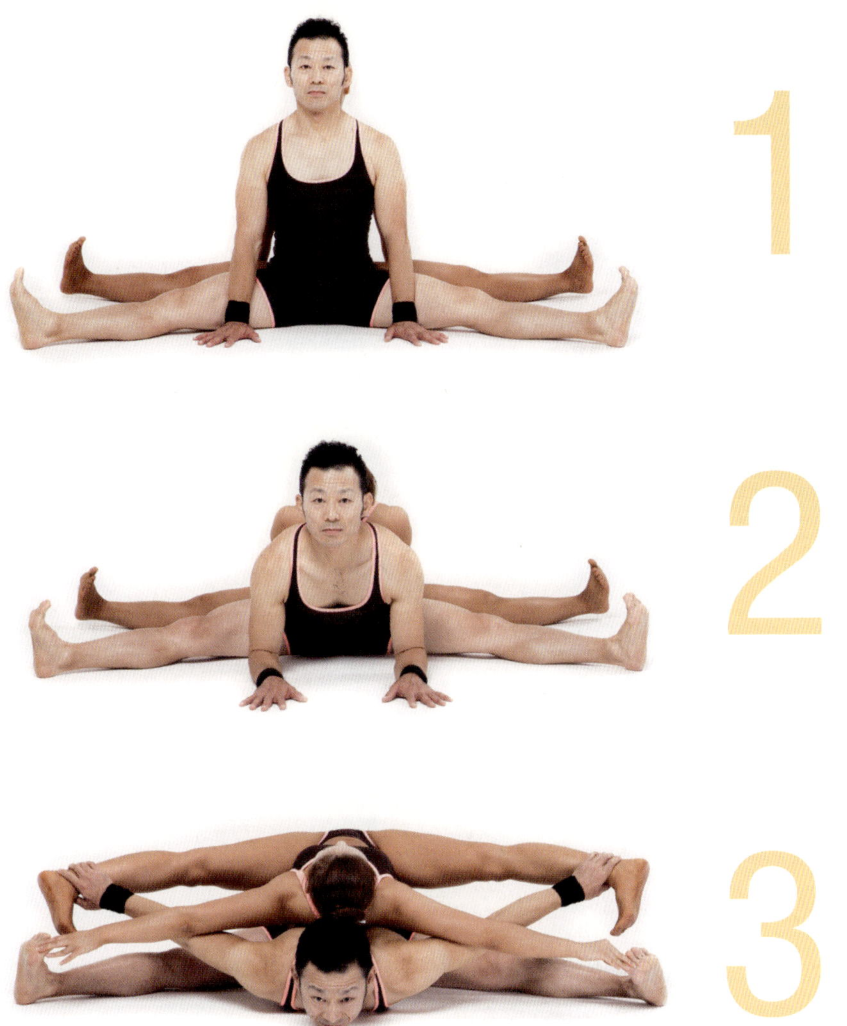

1 파트너 A는 바닥에 앉은 상태에서 두 다리를 넓게 벌린다. 약간 무릎을 구부리고 다리 안쪽에서부터 무릎 아래로 팔을 슬며시 슬라이딩시킨다.

2 파트너 B는 자신의 등이 A의 등에 닿게 앉는다. 파트너 A는 천천히 강도를 높이며 스트레칭을 한다. 턱과 가슴이 바닥에 닿을 때까지 상체를 앞으로 점점 숙인다.

3 파트너 B는 엉덩이를 들어 A의 허리 아랫부분에 닿게 한다. 그리고 등에 기대어 눕는다. 이때 다리는 넓게 벌린다. 파트너 A는 B의 엄지발가락을 잡고 B 또한 A에게 똑같이 한다.

하스타사나 Hastasana

1

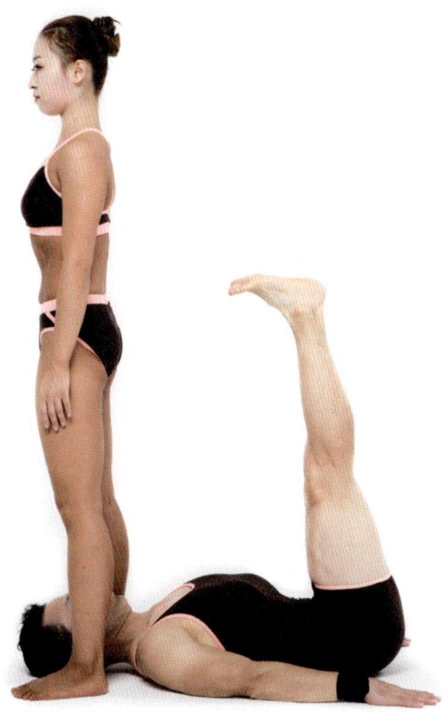

2

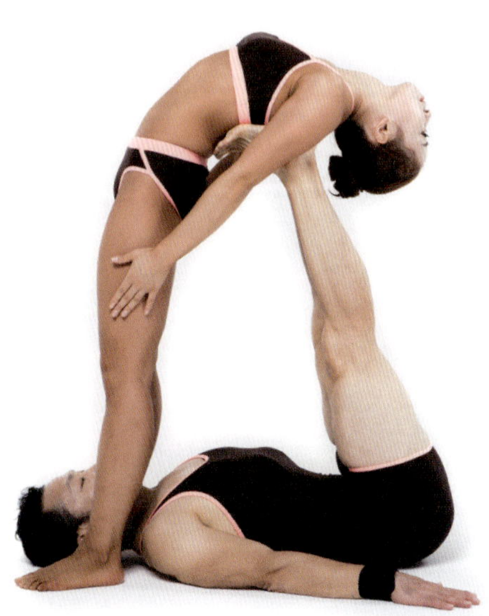

1 파트너 A는 등을 바닥에 대고 누워 두 다리를 들어 위로 쭉 뻗어 올린다.

2 파트너 B는 시선을 반대 방향으로 보며 똑바로 선다. 등을 아치형으로 만들어 A의 발이 등에 올려지도록 한다.

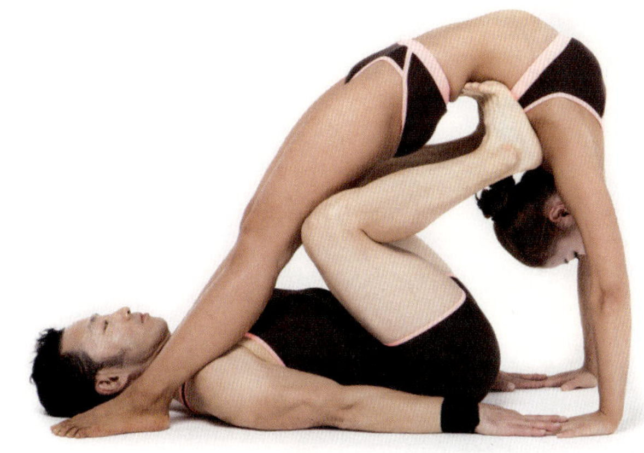

3

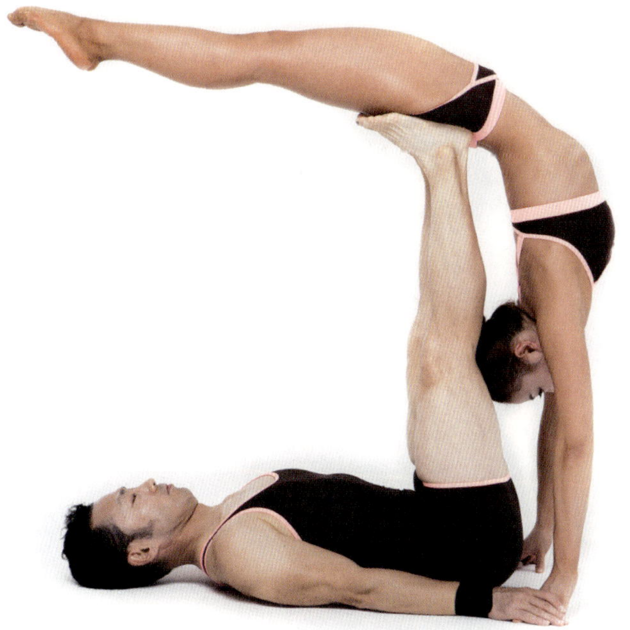

4

3 파트너 A는 B를 들어올리고 B의 손끝을 잡는다.

4 파트너 B는 등을 완벽한 아치형으로 꺾은 후 손은 바닥을 짚는다.

얼드바 니라람바 세튜 반다사나 Urdhva Niralamba Setu Bhandasana

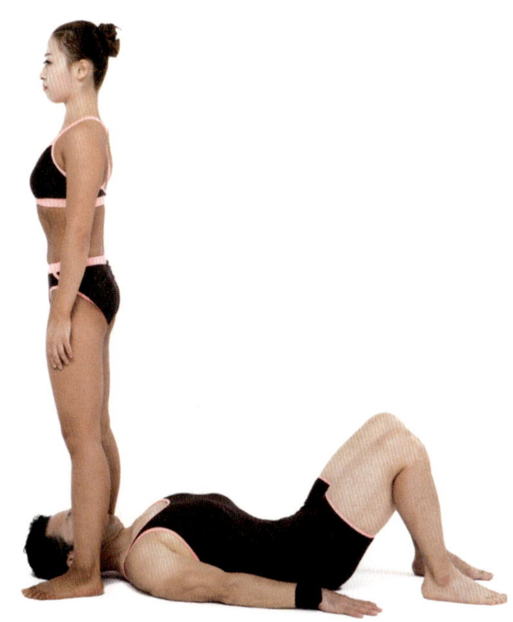

1

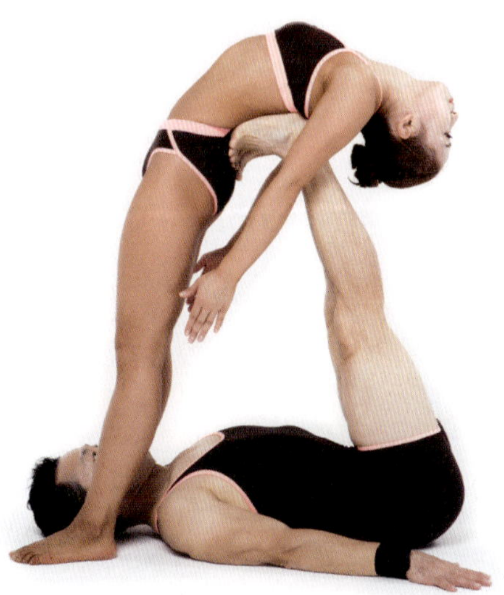

2

1 파트너 A는 등을 대고 누워서 다리를 접는다.

2 파트너 B는 A의 어깨 근처에 서서 등을 아치형으로 굽힌다. 파트너 A는 B의 허리 아래쪽에 발을 대고 몸을 들어올린다.

3

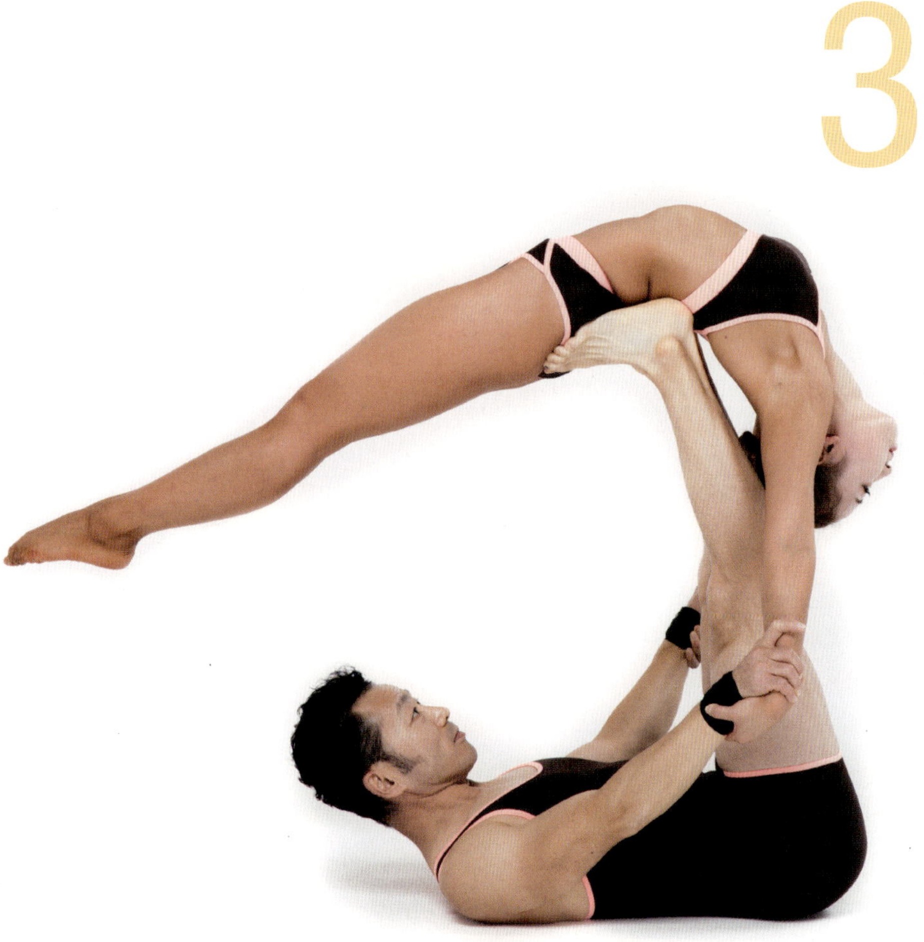

3 파트너 B는 A의 팔목을 잡고 머리는 다리에 최대한 가깝게 둔다.

파리벌타 업파비스따 Parivrtta Upavistha

1 파트너 A와 B는 서로 마주 보고 다리를 넓게 벌린 상태로 매트 위에 앉는다.

2 파트너 A와 B는 왼팔을 들고, 오른쪽으로 눕는다. 파트너 A와 B는 좀 더 몸을 당기며 발가락을 잡는다.

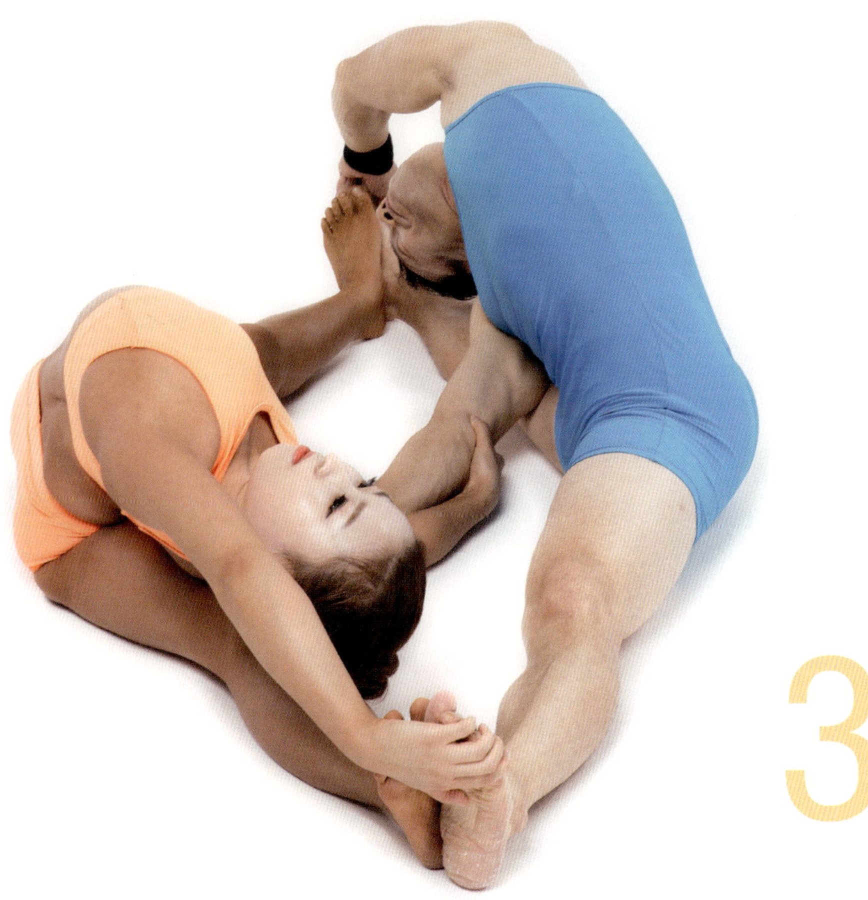

3 파트너 A와 B는 오른손으로 반대쪽 어깨를 잡는다.
파트너 A와 B는 팔을 쭉 펴고 시선은 위로 향한다.

다누라사나 Dhanurasana

1

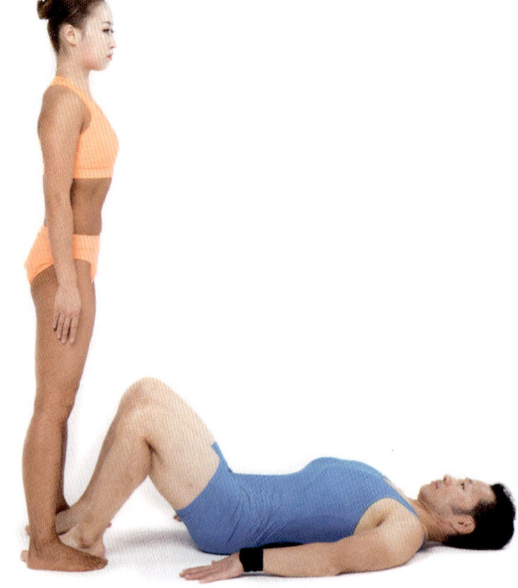

2

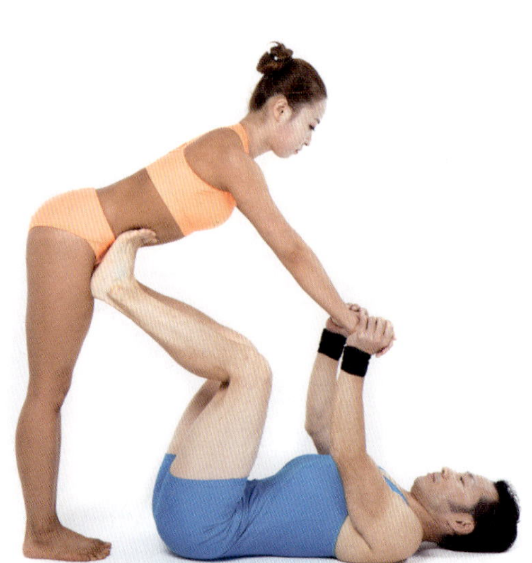

1 파트너 A는 매트 위에 무릎을 구부린 상태로 눕는다. 파트너 B는 A를 마주 보고 똑바로 선다.

2 파트너 A는 다리를 들고 B의 골반 부분에 발을 둔다. 파트너 B는 앞으로 숙이며 A의 손을 잡는다.

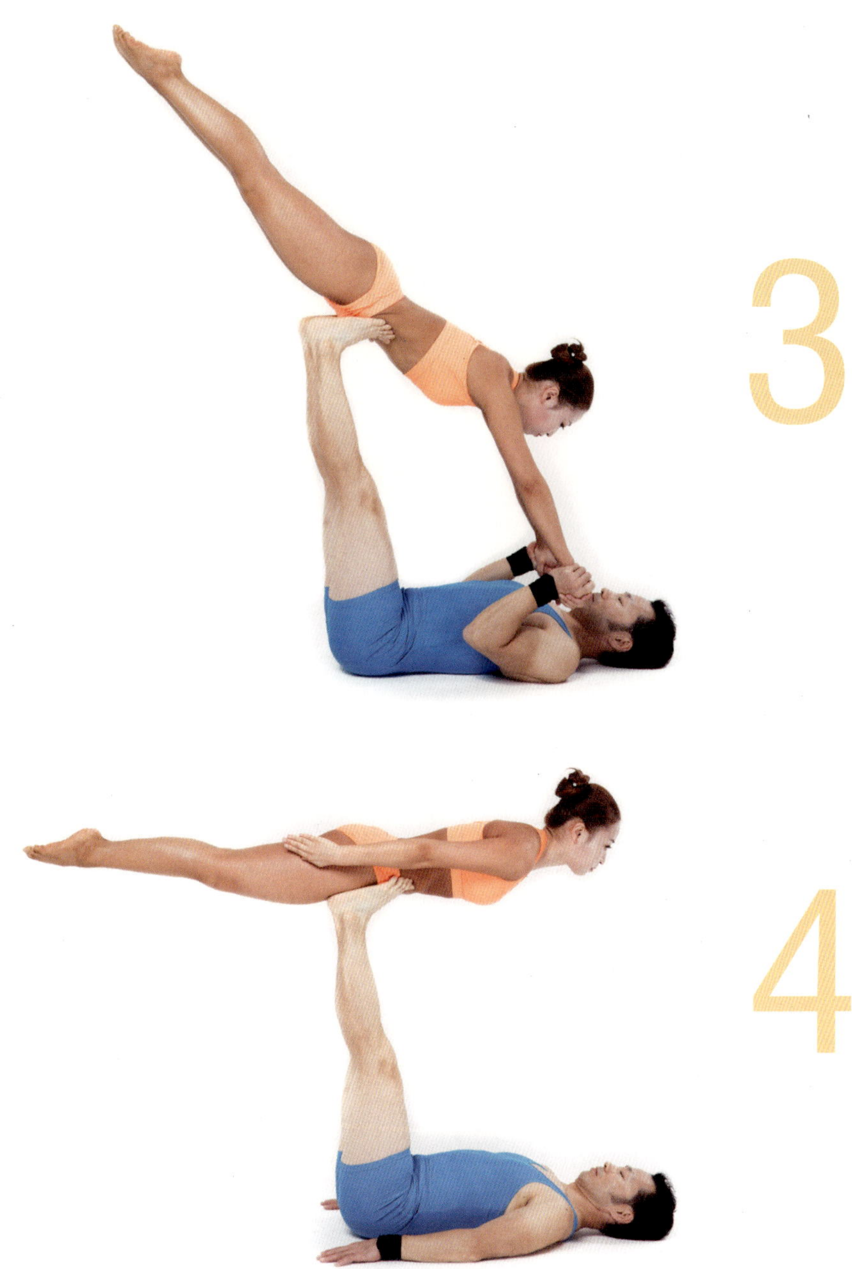

3 파트너 A는 B를 들어올린다. B는 팔과 다리를 쭉 펴고 있는다.

4 파트너 B는 무릎을 접고 팔을 뒤로 뻗어 발가락을 잡고 다누라사나(Dhanurasana) 포즈를 취한다.

파리블타 트리코나사나 Parivrtta Trikonasana

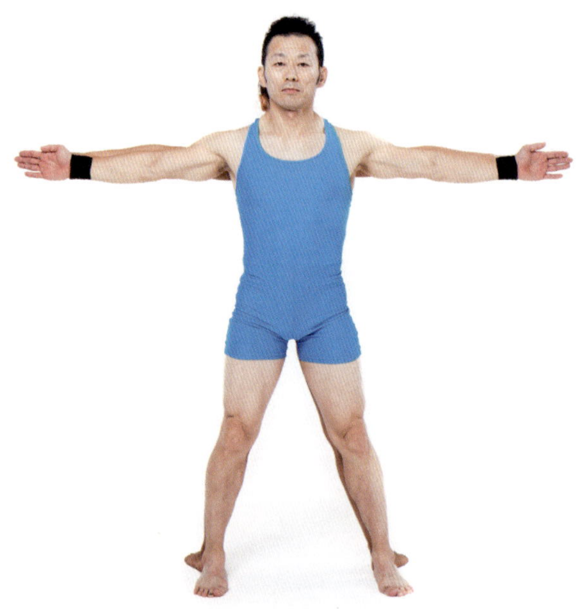

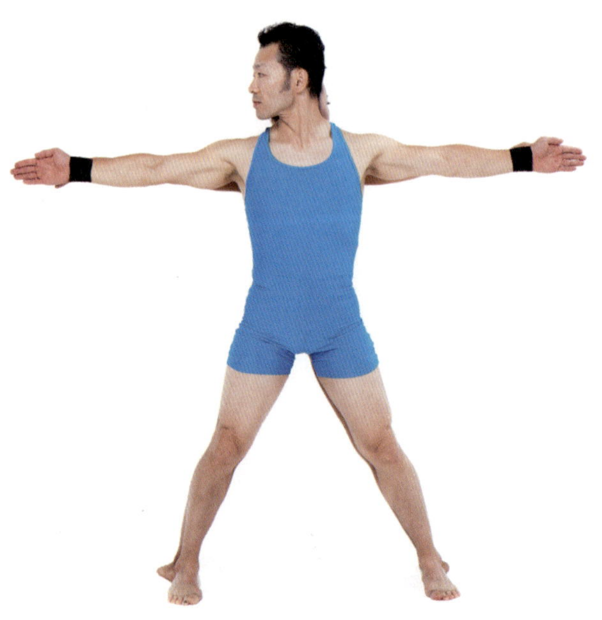

1 파트너 A와 B는 두 다리를 어깨 넓이보다 더 넓게 벌리고 팔을 양쪽으로 뻗는다.

2 파트너 A와 B는 머리와 오른발을 오른쪽으로 돌린다.

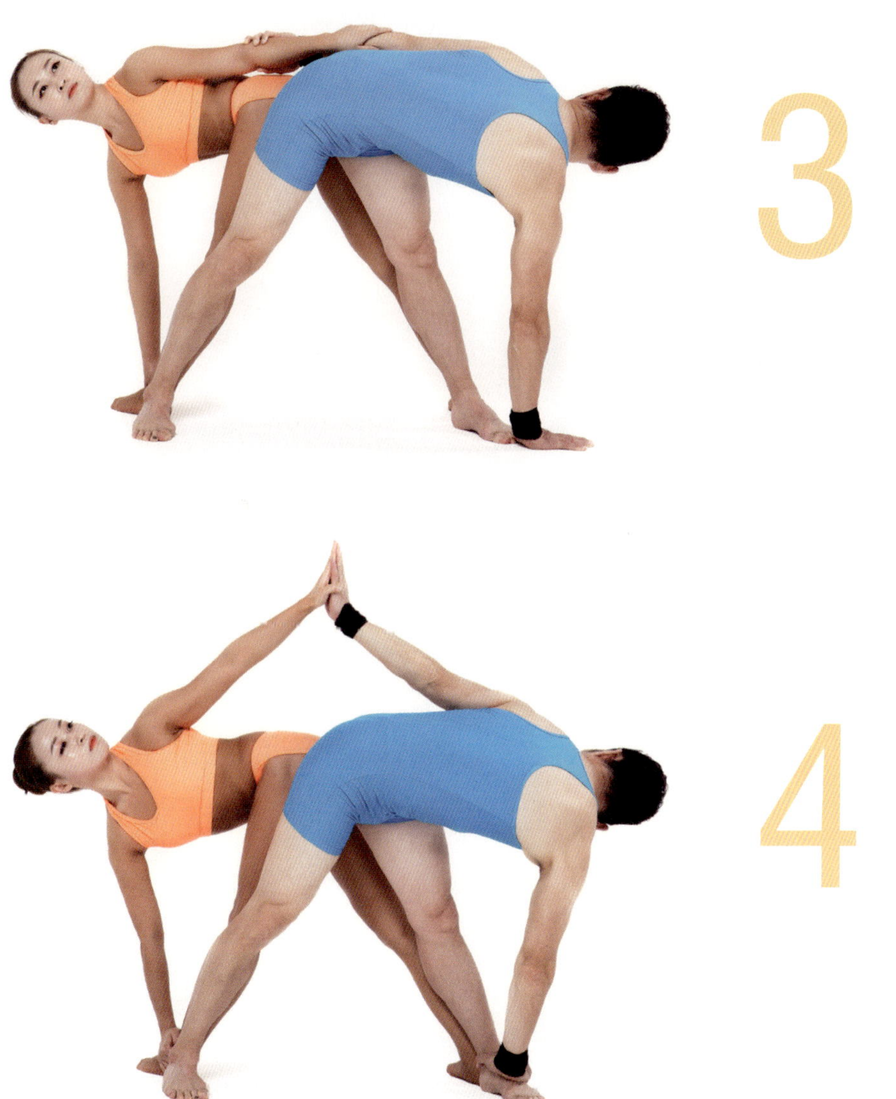

3 직각이 되도록 허리를 구부리고, 파트너 A와 B
는 왼팔을 오른발 바깥쪽에 닿도록 오른쪽으로
몸을 꺾는다. 두 파트너의 힙은 서로 맞닿아 있
어야 한다.

4 파트너 A와 B는 오른 손바닥을 맞닿으며 나마
스칼 무드라(Namaskar mudra) 포즈를 취한다.

프라사이이따 파돗타나사 Prasaitha Padottanasa

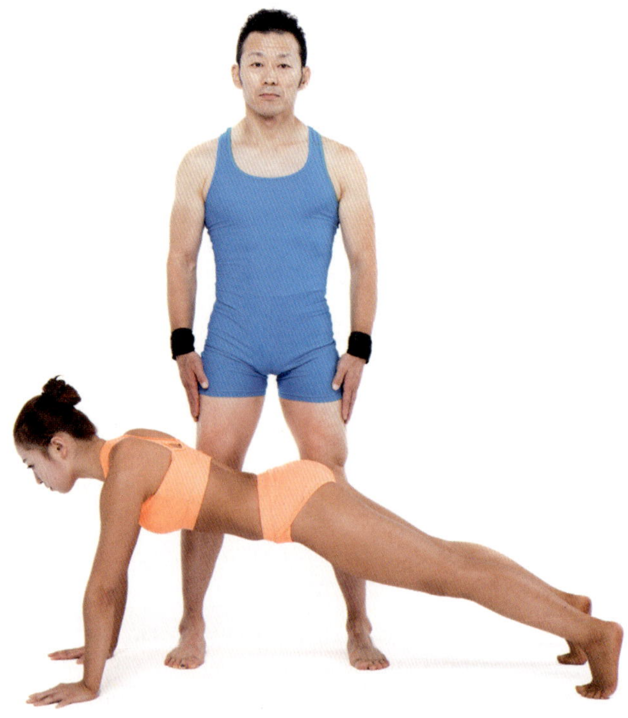

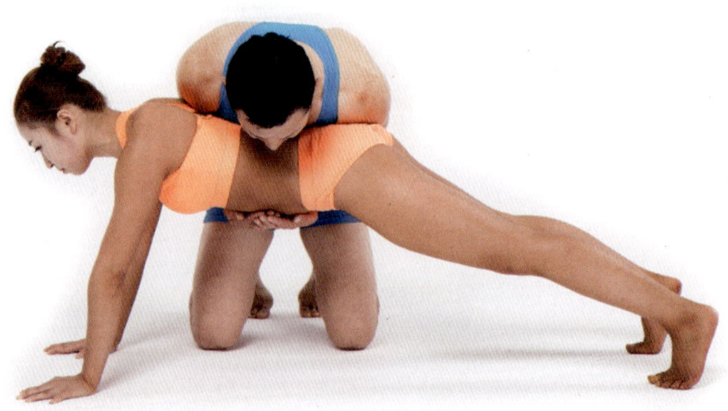

1 파트너 A는 플랭크 포즈를 취한다. 파트너 B는
A의 허리쪽과 가깝게 서서 시선은 정면을 본다.

2 파트너 B는 몸을 앞으로 수그리고 A의 복부를
감싸 안는다.

3

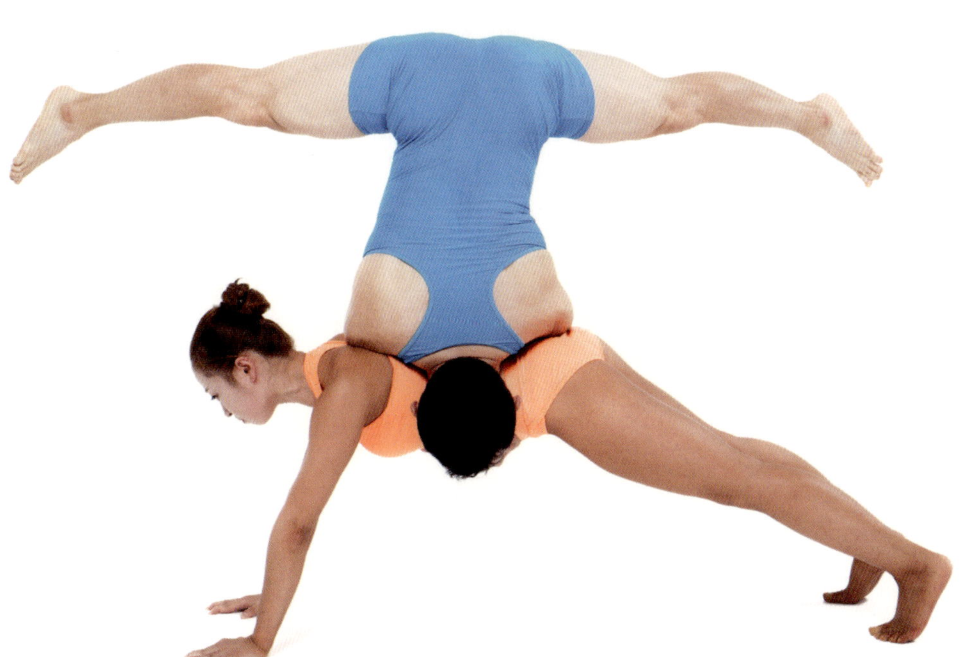

3 파트너 B의 가슴 위쪽이 A의 등에 닿게 하고 B
는 다리를 들어올려 양옆으로 다리를 벌린다.

비스바미트라사나 Visvamitrasana

1

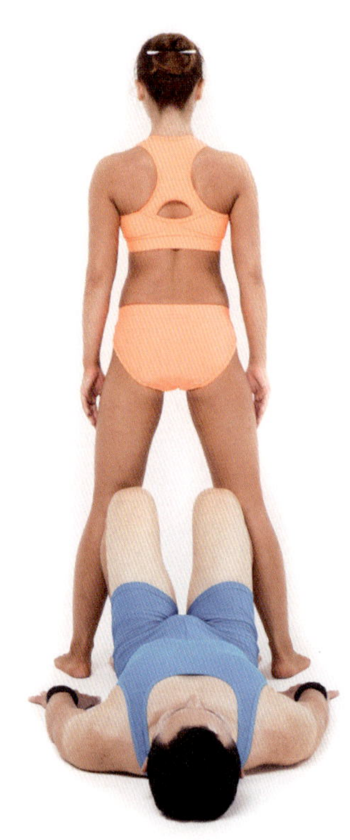

2

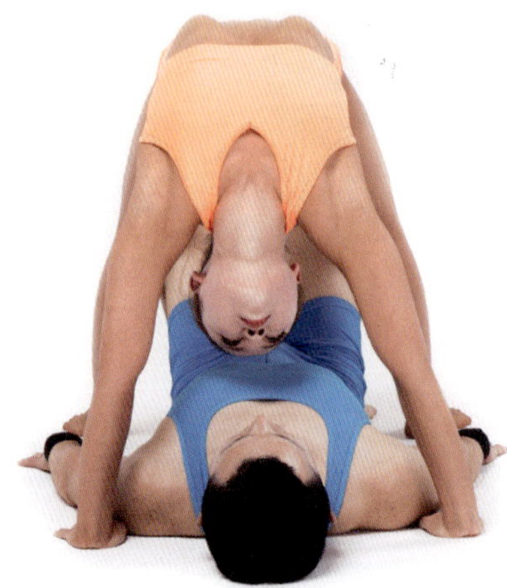

1 파트너 A는 바닥에 등을 대고 눕는다.

2 파트너 A는 그 상태에서 다리를 위로 뻗는다. 파트너 B는 A를 등지고 서서 허리를 아치형으로 만들어 휠(Wheel) 포즈를 만든다.

Flying Warrior, Saga Visvamitra Pose

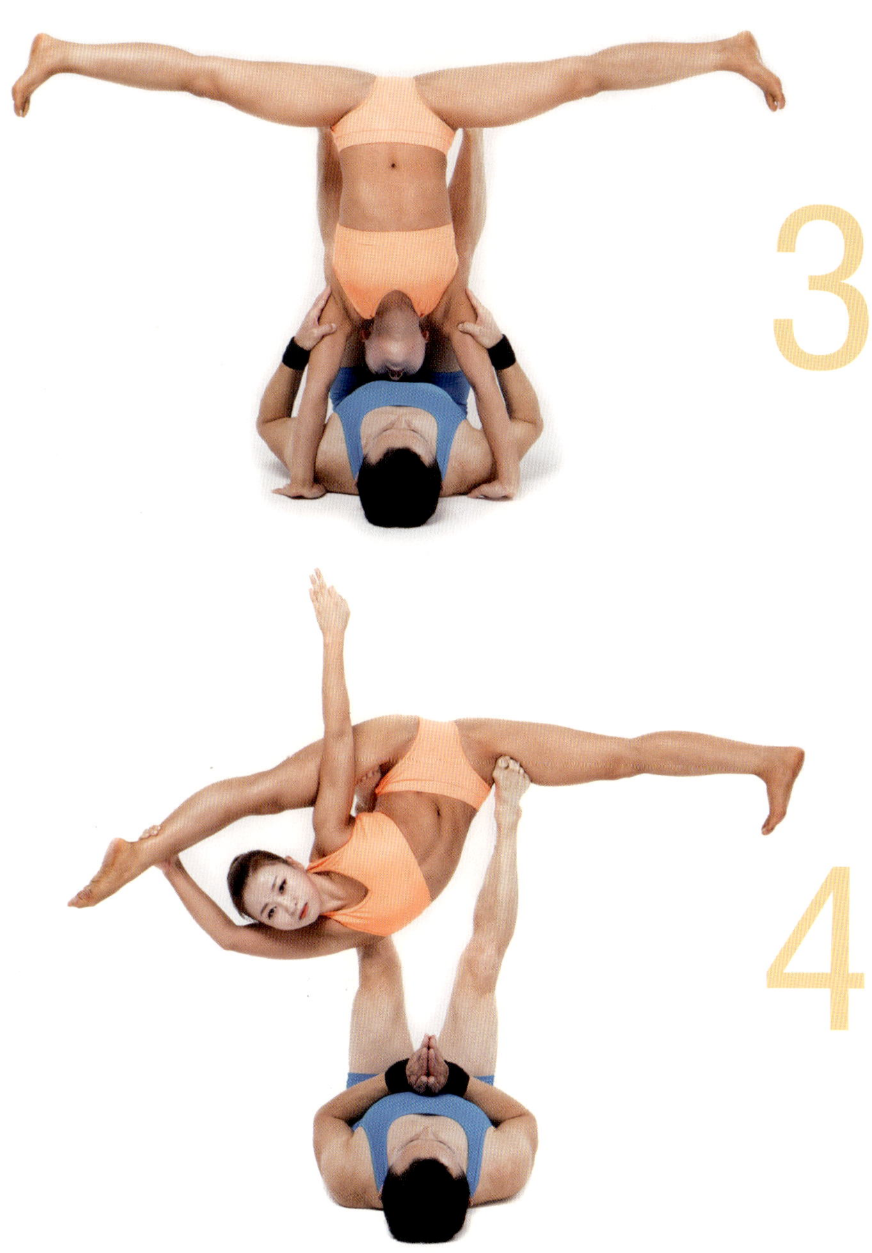

3 파트너 A는 다리로 B의 등을 서포트하며 몸을 들어올린다.

4 파트너 B의 왼손은 오른발의 발가락 혹은 발목을 잡으며, 오른팔은 위로 쭉 뻗는다. 이때 시선은 정면을 본다.

벌치카사나 Vrschikasana — 어스트라사나 Ustrasana

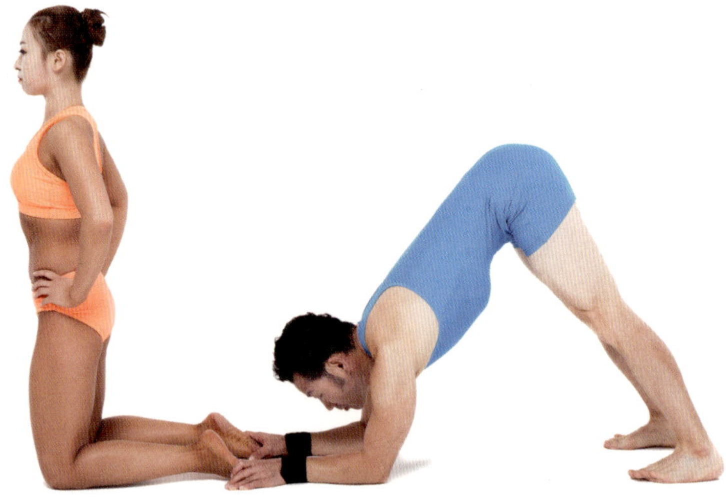

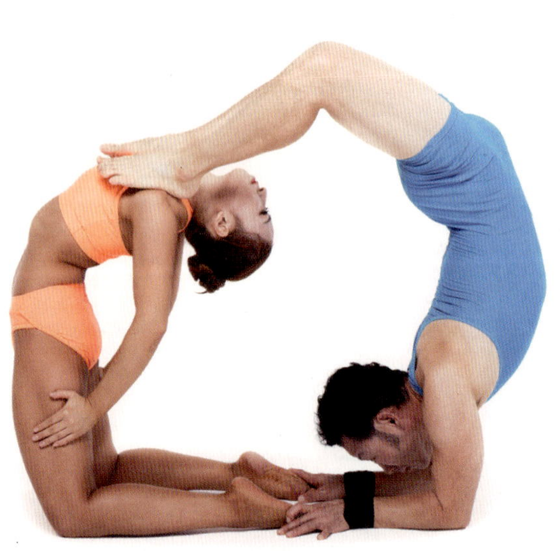

1 파트너 A는 무릎이 바닥에 닿도록 한 후 손은 허리(엉덩이)에 그리고 허리는 쭉 편다. 파트너 B는 팔꿈치가 바닥에 닿도록 한 후 다리를 쭉 뻗고 발꿈치는 들리도록 한다.

2 파트너 A는 허리를 지탱한 상태에서 등을 뒤로 꺾어 아치형을 만든다.

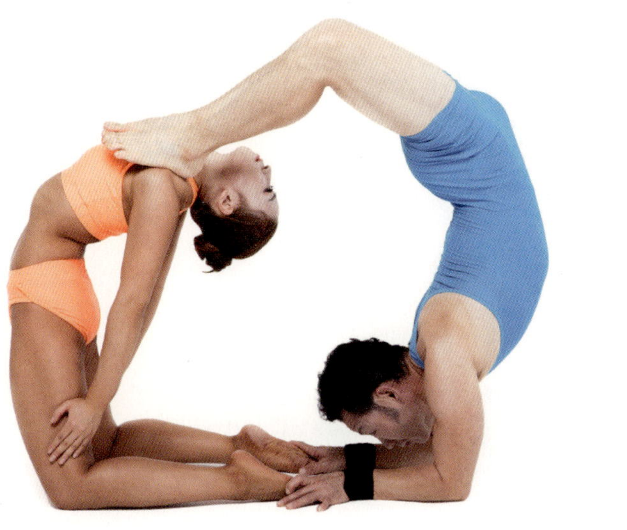

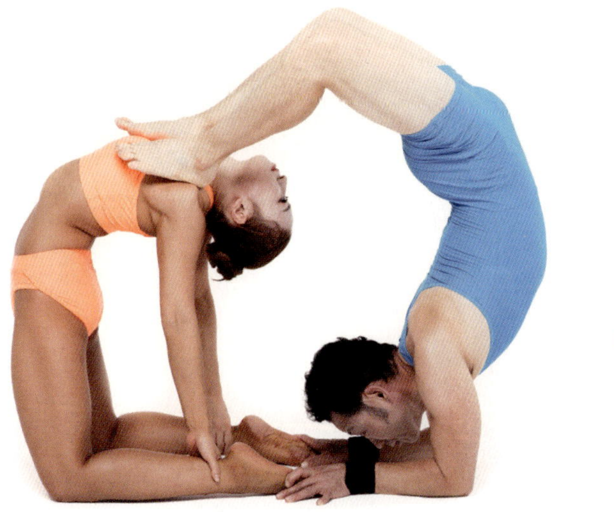

3 파트너 B는 다리를 들어 벌치카사나(Vrschikasana) 자세를 잡는다. 발가락을 포함한 발을 A의 어깨에 놓는다.

4 파트너 A는 등을 더 아치형으로 만든 뒤, 뒤로 손을 뻗어 발뒤꿈치를 잡아 낙타(Camel) 자세를 잡는다.

이카 파다 파와나묵타사나 Eka Pada Pawanamuktasana

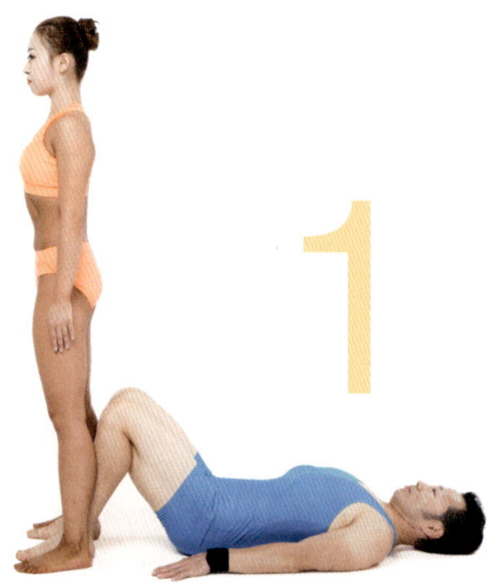

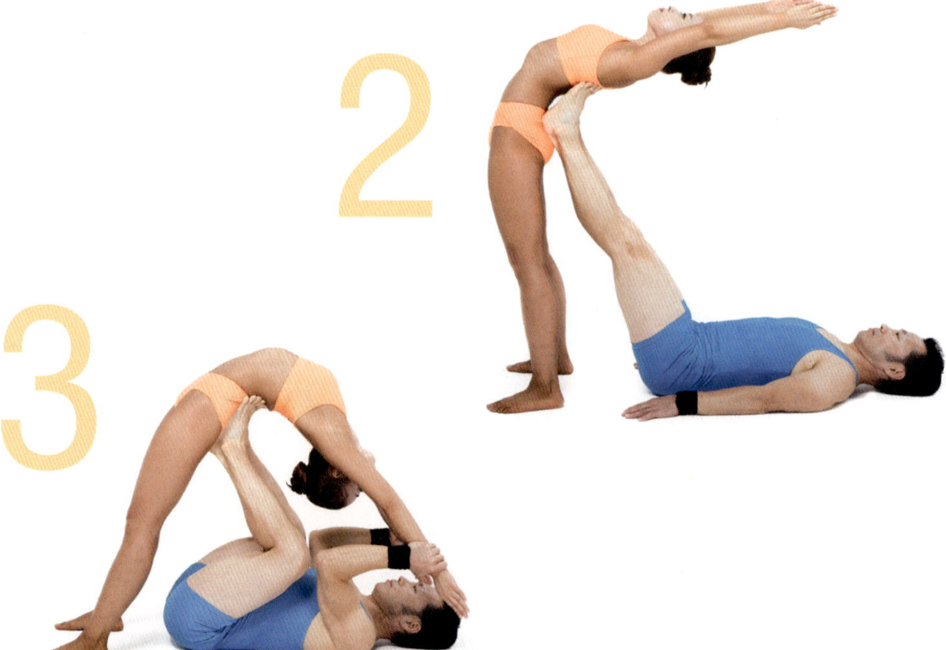

1 파트너 A는 매트 위에 무릎을 구부린 채로 눕는다. 파트너 B는 A 앞에 똑바로 서 있는다.

2 A는 두 다리를 쭉 뻗어 발을 B의 등에 댄다. B는 팔을 들어 쭉 뻗어 아치형이 되게 하고, 얼굴은 들어 정면을 본다.

3 A는 B의 팔목을 잡고 무릎은 구부린다.

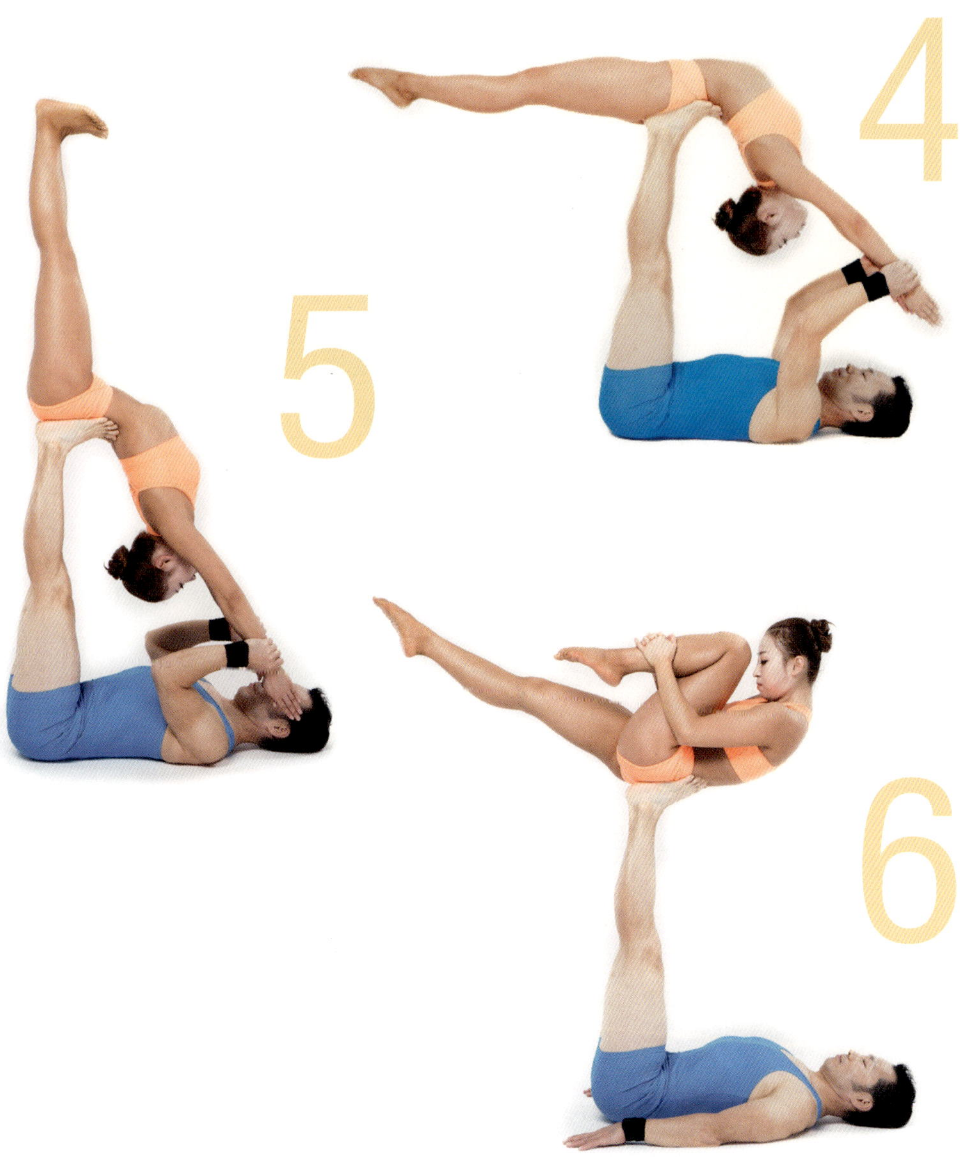

4 B는 엉덩이 높이까지 다리를 쭉 편다. 그때 A
는 팔꿈치를 구부린다.

5 A는 B의 팔목을 잡은 상태에서 몸을 내려 가슴
에 닿도록 한다. B는 두 다리를 뻗어 웃타나사
나(Uttanasana)를 한다.

6 B는 왼쪽 다리를 구부리고 무릎을 잡는다. 그
동시에 오른 다리는 쭉 펴고 턱을 무릎에 댄다.

Arm Balance and Forward Bending

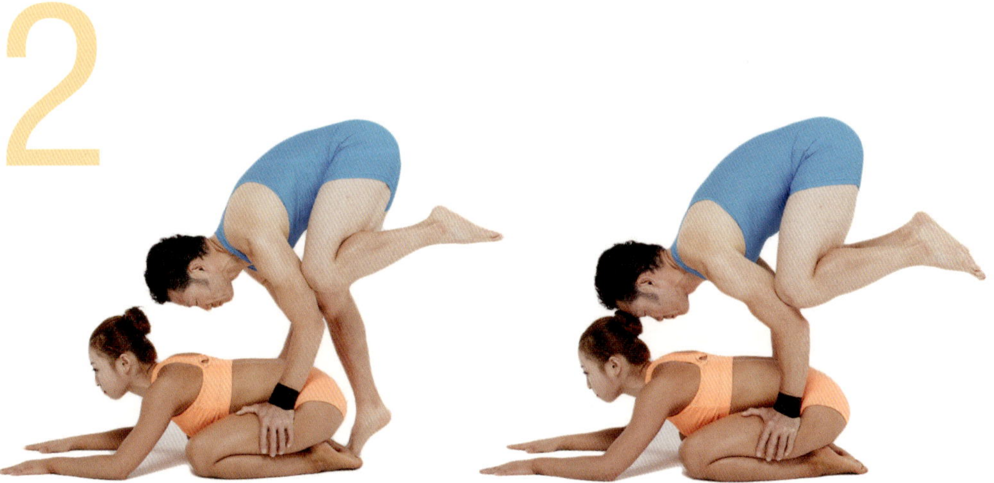

1 파트너 A는 바즈라사나(Vajrasana) 포즈로 앉아서 앞으로 숙이고 팔은 앞으로 뻗어 팔꿈치가 바닥에 닿게 둔다. 파트너 B는 몸을 앞으로 구부리고 손은 A의 허벅지를 잡는다.

2 파트너 B는 천천히 몸을 들어올리며 바카사나(Bakasana) 포즈를 잡는다. 그 동시에 몸의 밸런스는 A를 잡고 이루어지면 된다.

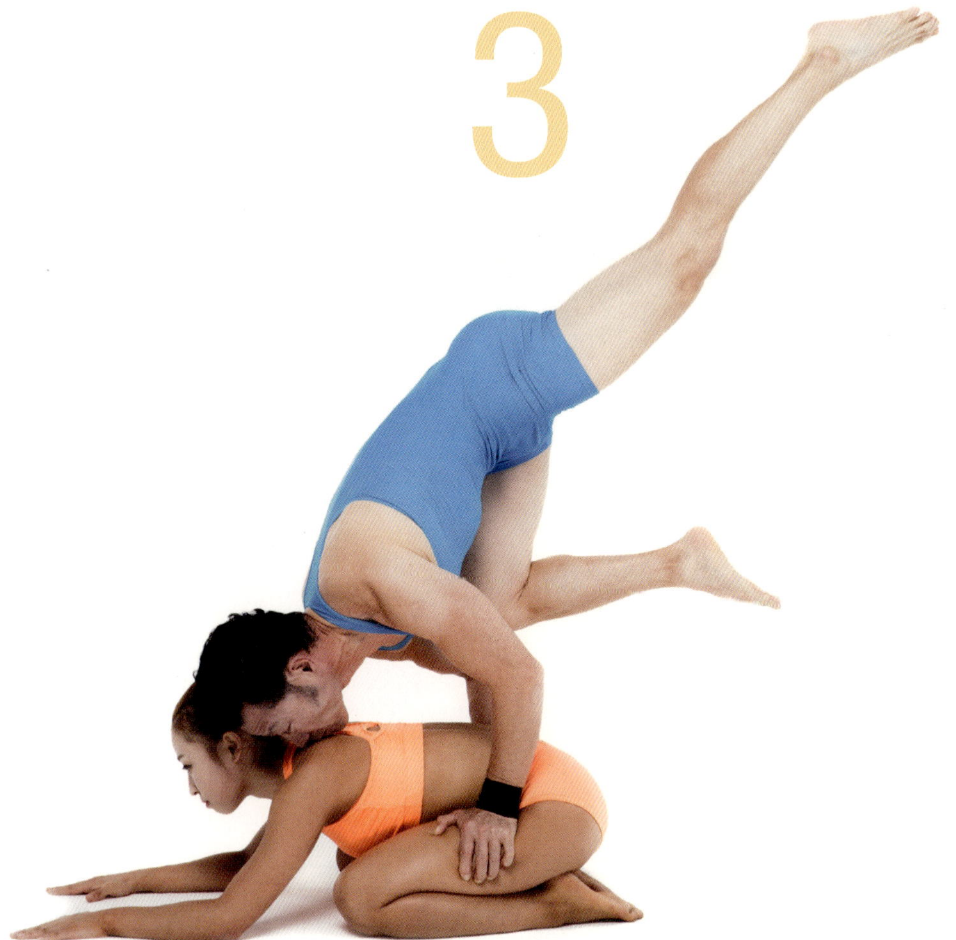

3

3 좀 더 어려운 포즈로는, 파트너 B는 한쪽 다리를 들어올리며 이카 파다 바카사나(Eka Pada Bakasana) 포즈를 취한다.

Shoulder Stand

1

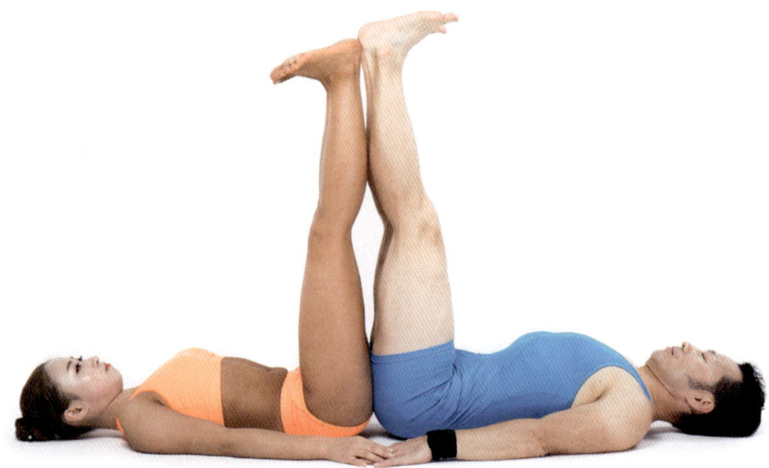

2

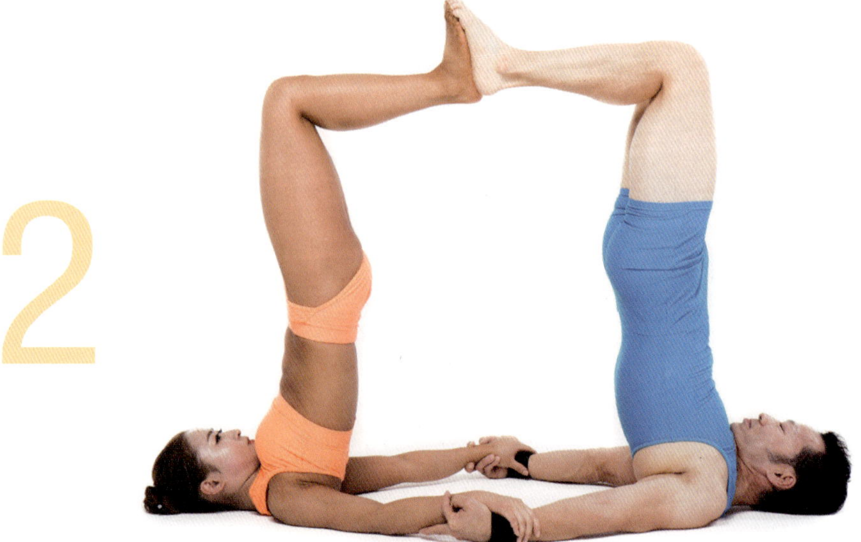

1 파트너 A와 B는 엉덩이를 포함한 하체가 맞닿게 다리를 위로 뻗고 눕는다.

2 무릎을 구부리고 서로의 발에 힘을 주고 밀어낸다. 그 상태에서 몸을 들어올려 어깨와 머리만 바닥에 닿도록 한다. 그 동시에 서로 손을 잡고 팔은 바닥에 닿아 몸을 들어올릴 때 지지대 역할을 하도록 한다.

<h1 style="text-align:center">차투랑가사나 Chaturangasana
Plank Pose</h1>

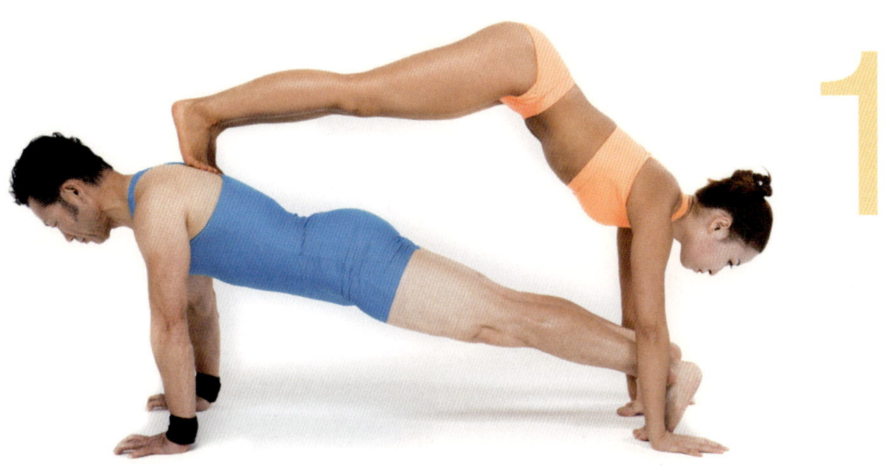

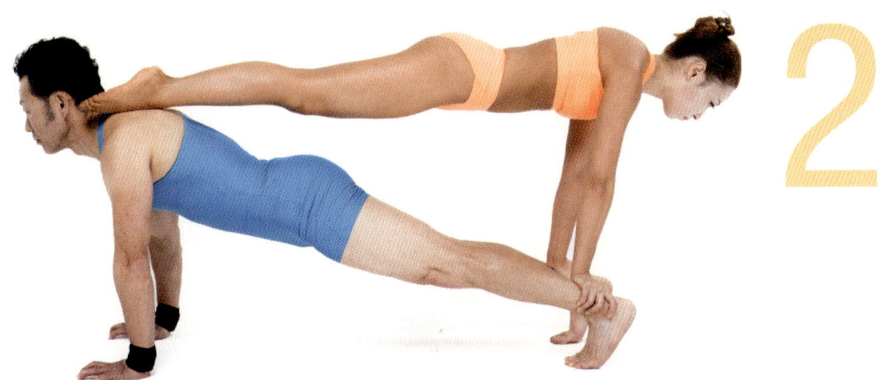

1 파트너 A는 플랭크 포즈를 취한다. 파트너 B는 A의 발목 쪽에 서 있다가 A의 발목을 잡고 플랭크 포즈를 취한다. 이때 두 다리는 A의 등 위쪽에 올려놓는다.

2 파트너 A와는 몸 중심부(코어)에 힘을 주며 팔과 다리를 쭉 편다.

다누라사나 Dhanurasana

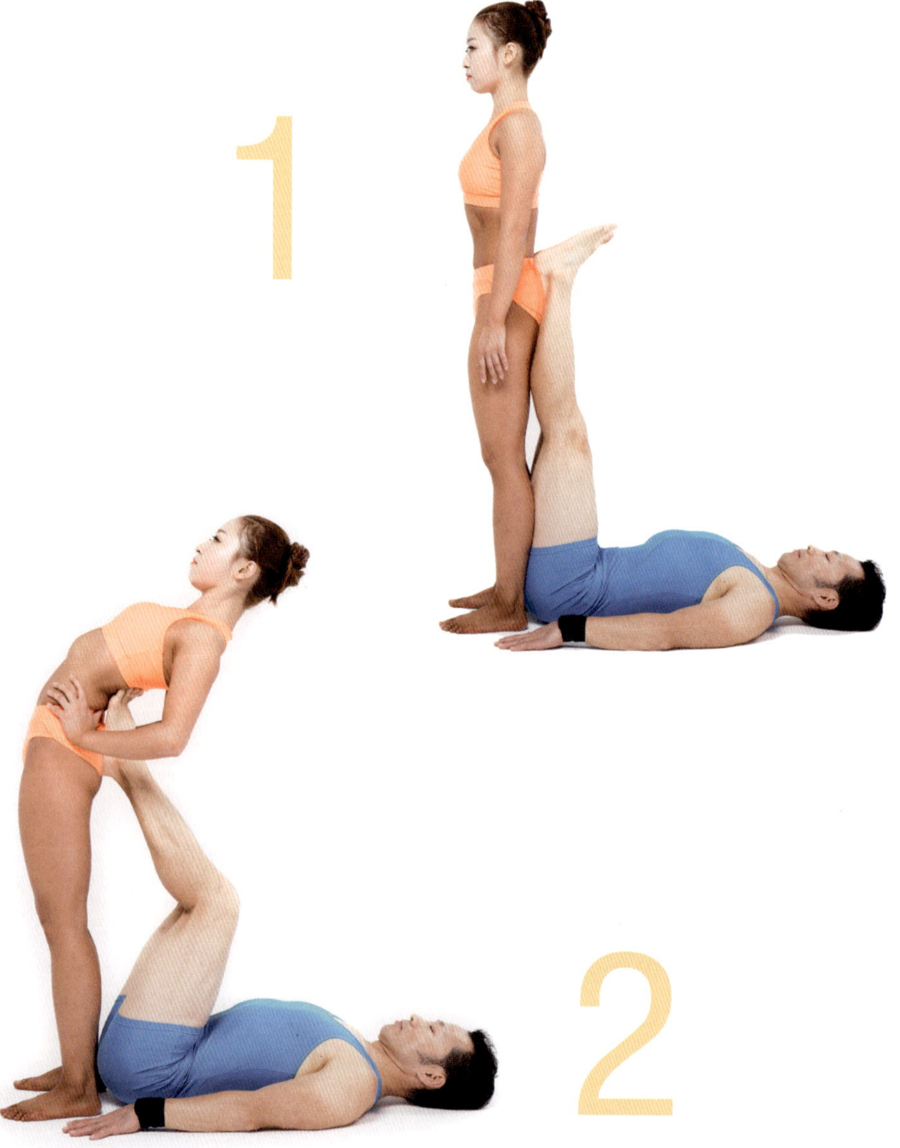

1 파트너 A는 바닥에 등을 대고 누운 상태에서 두 다리를 위로 쭉 뻗는다.

2 파트너 B는 A의 반대 방향을 바라보고 선다. 그 상태에서 등을 아치형으로 꺾고 A의 발을 B의 허리와 엉덩이가 만나는 곳에 둔다.

3

3 파트너 A는 B를 들어올린다. 파트너 B는 자신의 발목 혹은 발가락을 잡는 동시에 A는 B의 다리를 아래로 살짝 잡아당긴다.

라자카포타사나 Rajakapotasana

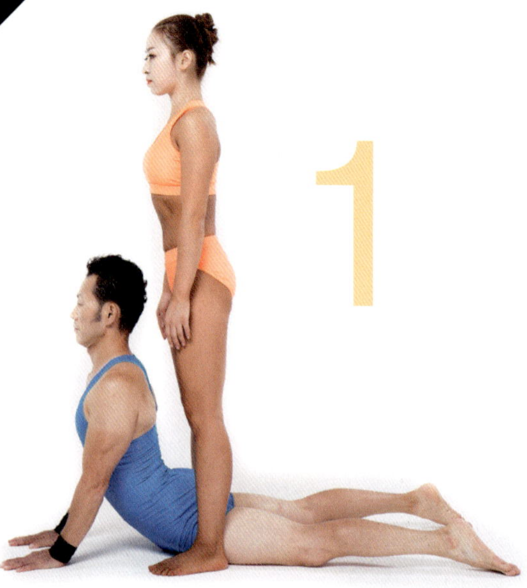

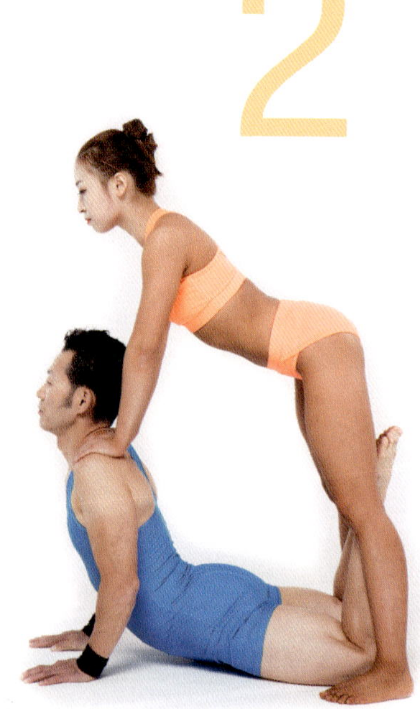

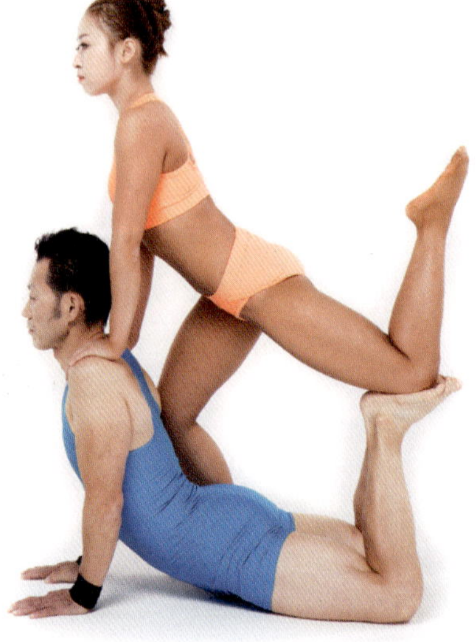

1 파트너 A는 매트 위에 포복 자세로 엎드려서 부장가사나(Bhujangasana) 포즈를 취한다. 파트너 B는 A의 뒤에 선다.

2 B는 몸을 앞으로 구부리고, A의 어깨를 잡는다. A는 무릎을 구부려 발이 B의 허벅지에 닿게 한다.

3 B는 A의 발바닥에 허벅지를 대고 누른다.

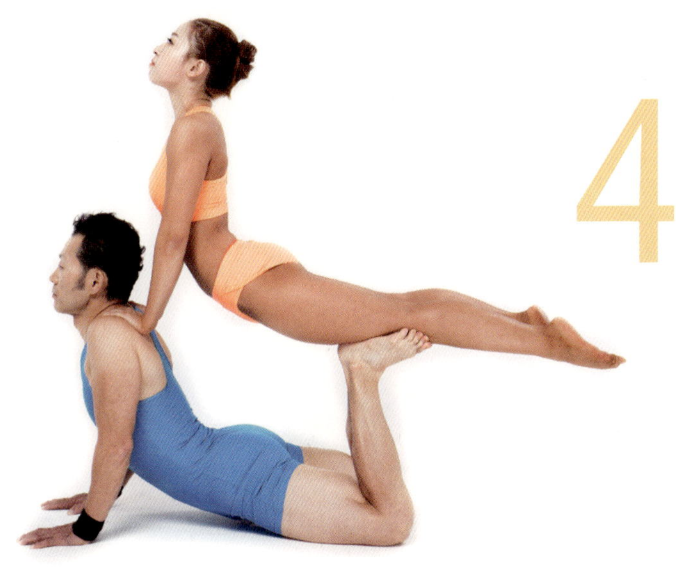

4

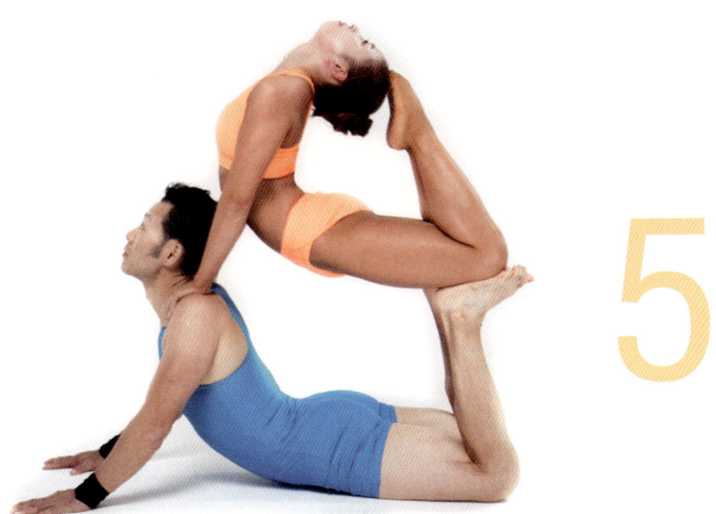

5

4 B는 A의 각 발바닥에 각 허벅지를 올리고 등 위쪽에 (혹은 어깨에 그대로 두고) 정면 위를 바라본다.

5 A는 팔을 앞으로 쭉 뻗고, 정면을 본다. B는 팔을 꼿꼿하게 펴고, 라자카포타사나(Rajakapotasana) 포즈를 완성하기 위해 무릎을 구부린다.

얼드바 사랍하사나 Urdhva Shalabhasana

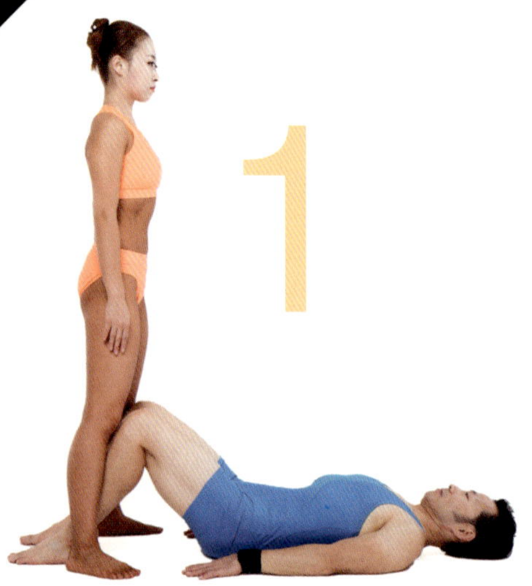

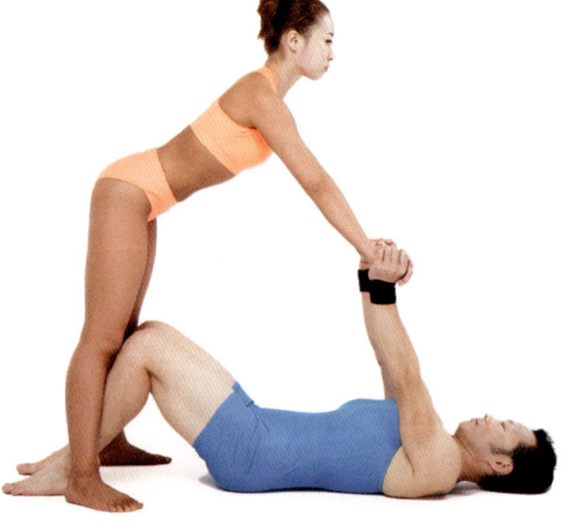

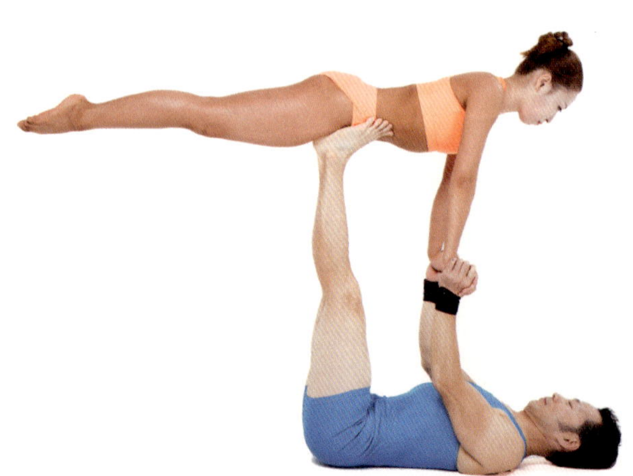

1 파트너 A는 매트 위에 등을 대고 무릎을 구부린 채 눕는다. B는 A 앞에 선다.

2 B는 앞으로 구부려서 A의 손을 잡을 수 있게 팔을 뻗는다.

3 A는 팔과 다리를 위로 뻗어 B를 들어올린다.

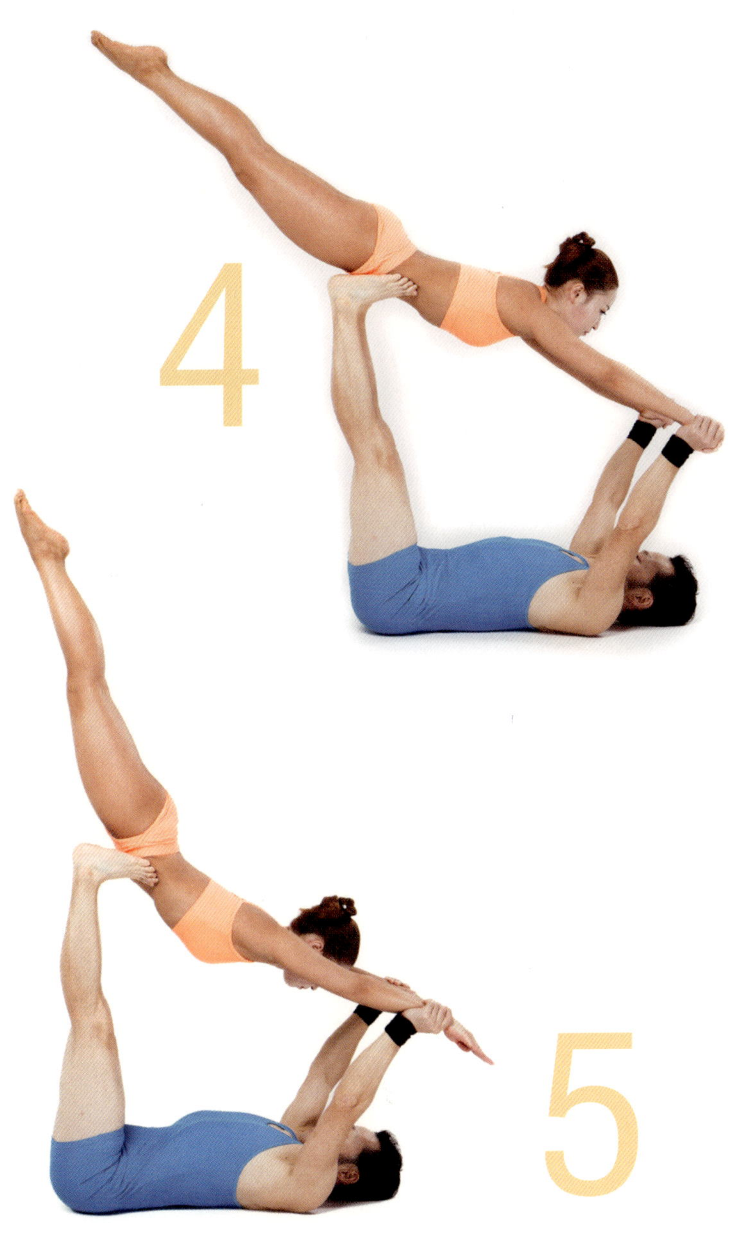

4 A와 B 모두 팔을 쭉 뻗고, B는 발가락에 힘을 주고 발끝을 뾰족하게 만든다.

5 B의 다리를 조금씩 올려서 최대한 높이 올라갈 수 있는 포인트까지 올려서 포즈를 마무리한다.

이카 파다 다누라사나 Eka Pada Dhanurasana

1

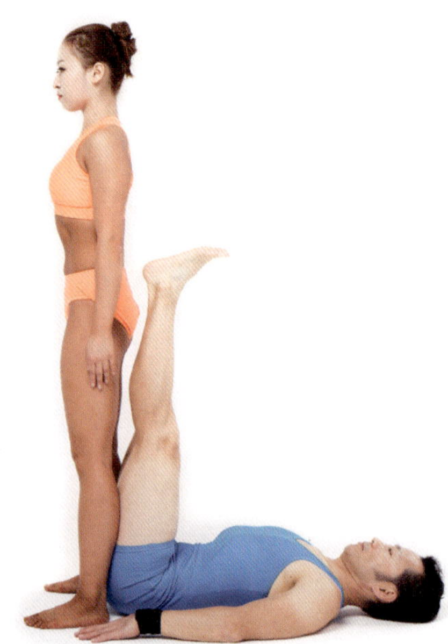

2

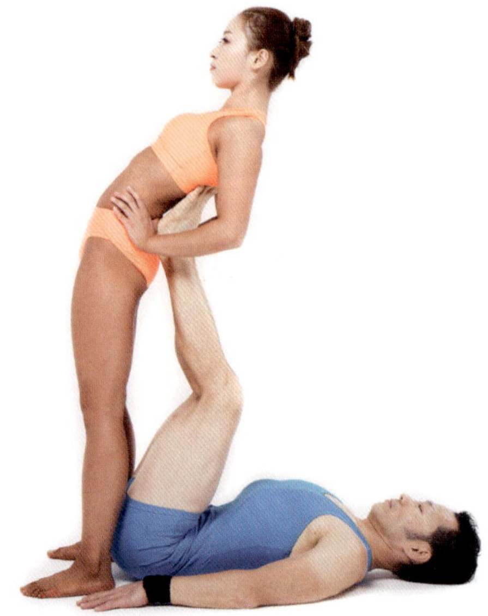

1 파트너 A는 바닥에 등을 대고 누운 상태에서 두 다리를 위로 쭉 뻗는다.

2 파트너 B는 A의 반대 방향을 바라보고 선다. 그 상태에서 등을 아치형으로 꺾고 A의 발을 B 의 허리와 엉덩이가 만나는 곳에 둔다.

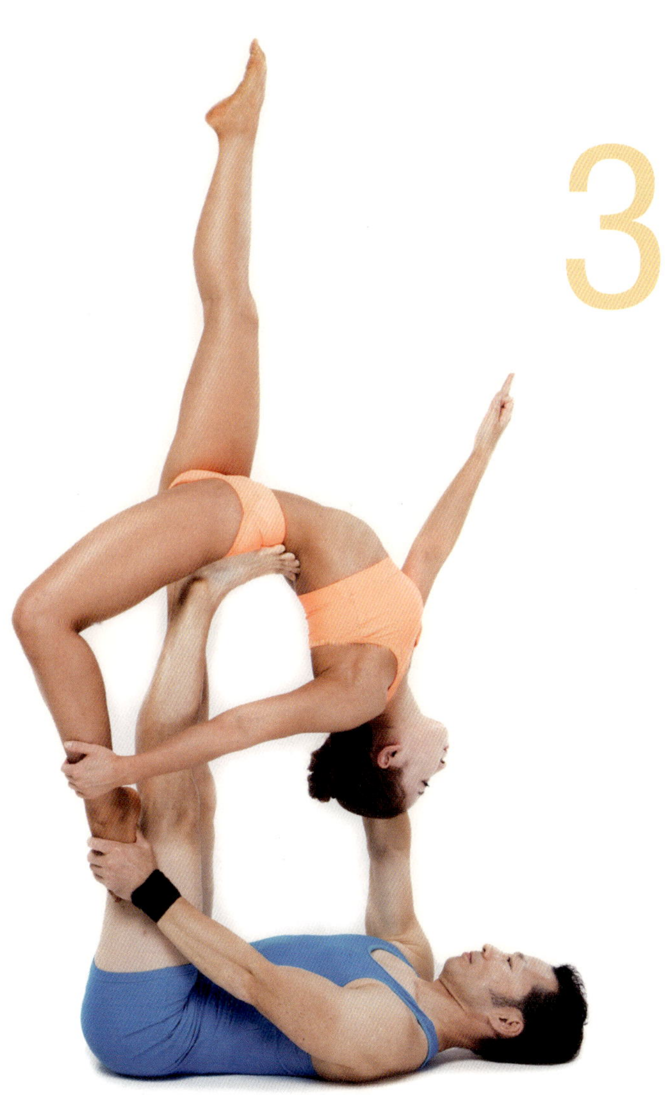

3 파트너 A는 B를 들어올린다. 파트너 B는 오른 다리를 접고 오른손으로 발목 혹은 발가락을 잡는다. 이때 왼 다리는 위로 쭉 뻗고, 왼손은 들어 친 무드라(Chin Mudra)를 한다.

라자카포타사나 Rajakapotasana

1

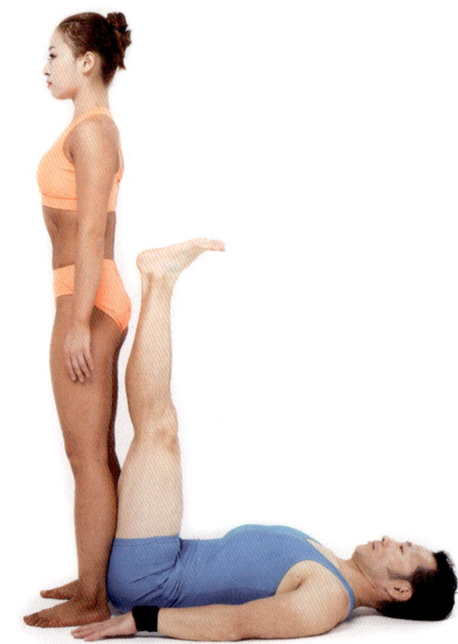

2

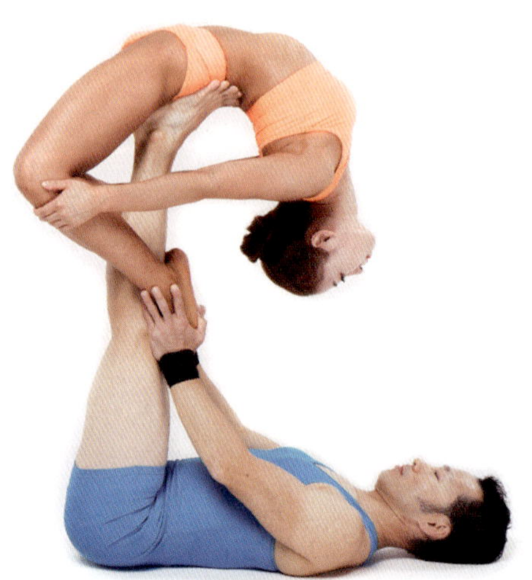

1 파트너 A는 다리를 위로 뻗은 상태로 매트 위에 눕는다. 이때 파트너 B는 시선이 A와 같은 방향을 보도록 A 앞에 똑바로 선다.

2 파트너 B는 몸을 뒤로 꺾어 아치형으로 만든다. 이때 A는 발바닥으로 B를 지탱하고 들어올린다. 파트너 B는 다리를 접고 무릎을 손으로 잡고 몸을 다리 쪽으로 잡아당긴다.

3

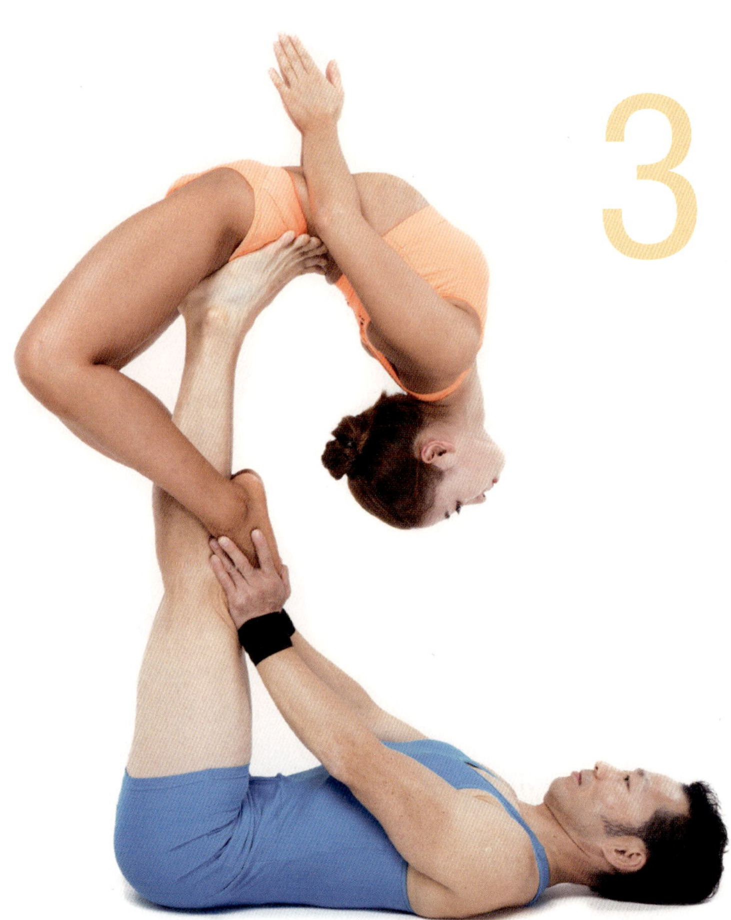

3 파트너 A는 B의 발을 잡고 A는 손을 무릎에서 떼어 배 위에서 합장을 한다.

트리빅크라마사나 Trivikramasana

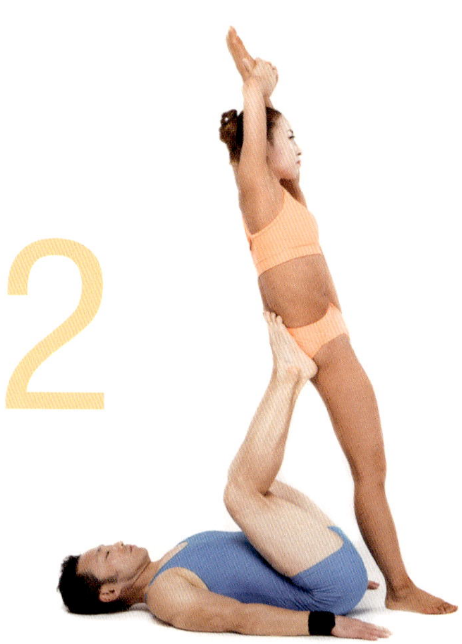

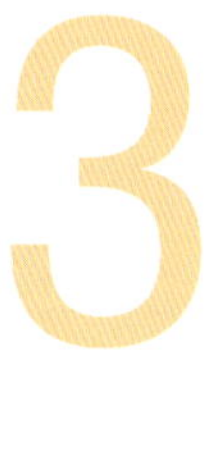

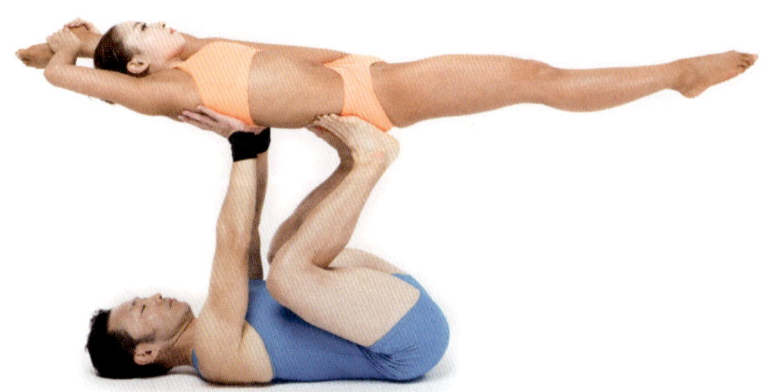

1 파트너 A는 매트 위에 무릎을 구부린 채로 눕는다. 파트너 B는 A 앞에 똑바로 서 있는다.

2 A는 다리를 들어, B의 등 아래쪽에 발을 댄다. B는 오른쪽 다리를 들고, 다리가 이마와 무릎에 닿게 올린 후 트리빅크라마사나(Trivikramasana) 포즈를 취한다.

3 A는 B를 들어올리고 손을 뻗어 B의 등 위쪽에 댄다. B는 다리를 쭉 뻗고, 발목을 잡은 상태에서 정면을 본다.

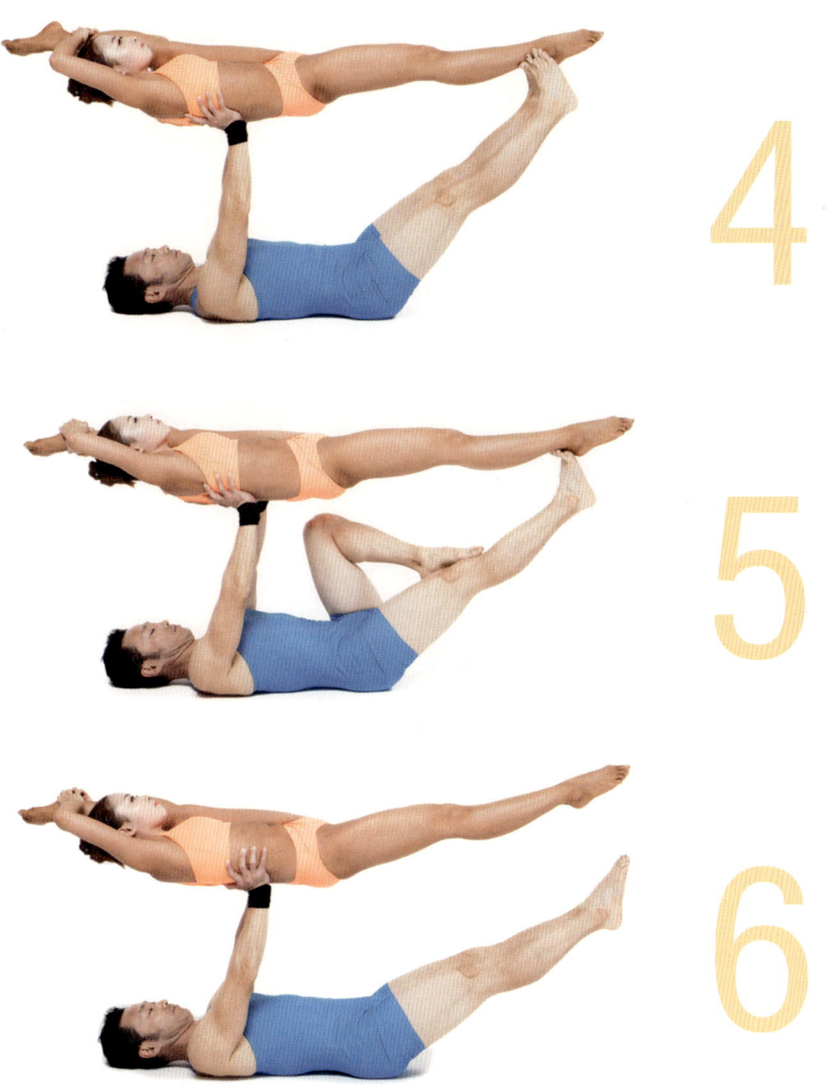

4 A는 팔을 안정적으로 쭉 뻗은 상태에서 B의 전신을 들어올린다. A는 다리를 뻗어 B의 발목에 고정시킨다.

5 **다양한 방법(Variation)**
A는 왼발로 B의 왼쪽 발목을 잡는다. 그리고 오른 다리를 왼쪽 무릎에 둔다. B는 이마를 무릎에 닿을 것 같이 다리를 쭉 당기고 있는다.

6 A는 B의 전신을 잡고 있고 두 다리를 편다.

칼리아사나 Kaliasana

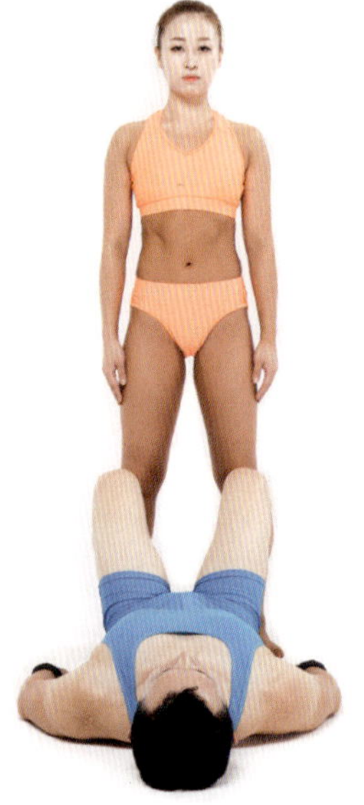

1

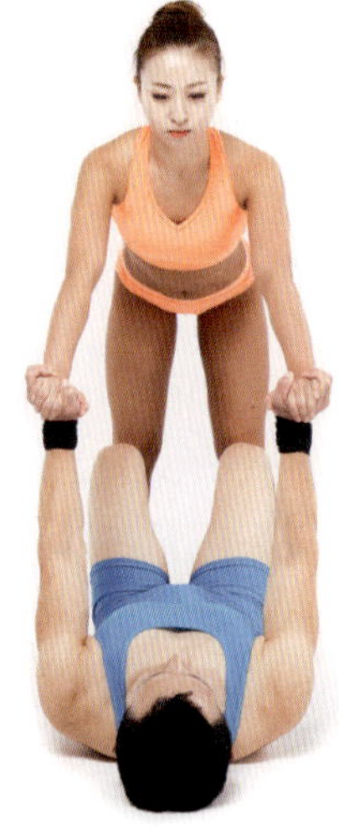

2

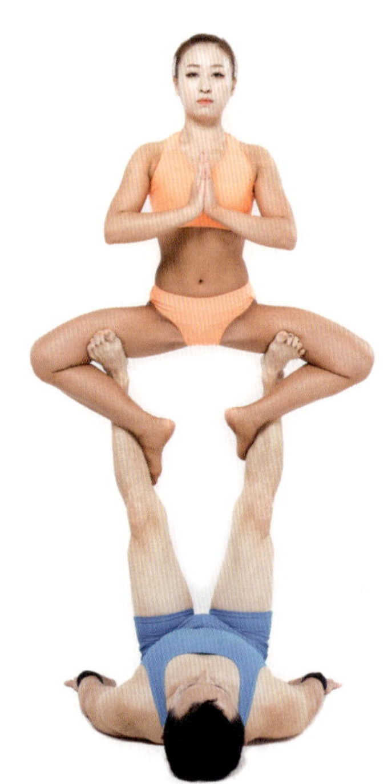

3

1 파트너 A는 무릎을 구부린 채 매트 위에 눕는다. 파트너 B는 A 앞에 선다.

2 파트너 A와 B는 팔을 뻗어 손을 잡는다. A는 B를 들어올릴 준비를 한다.

3 파트너 A는 B를 들어올린다. 그 동시에 알맞은 밸런스를 맞추려 한다.

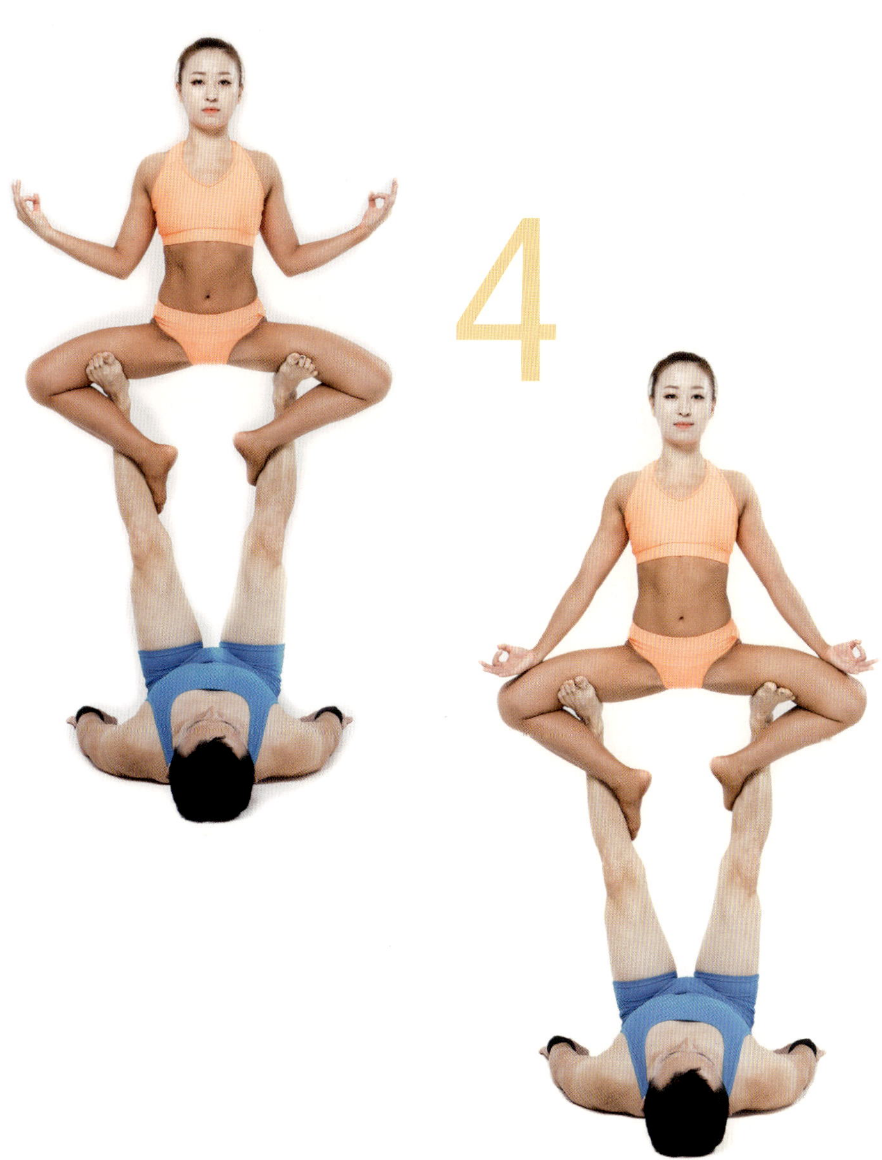

4 파트너 B는 척추를 쭉 펴며 친 무드라(Chin mudra) 자세를 유지한다.

부장가사나 Bhujangasana — 차크라사나 Chakrasana

1

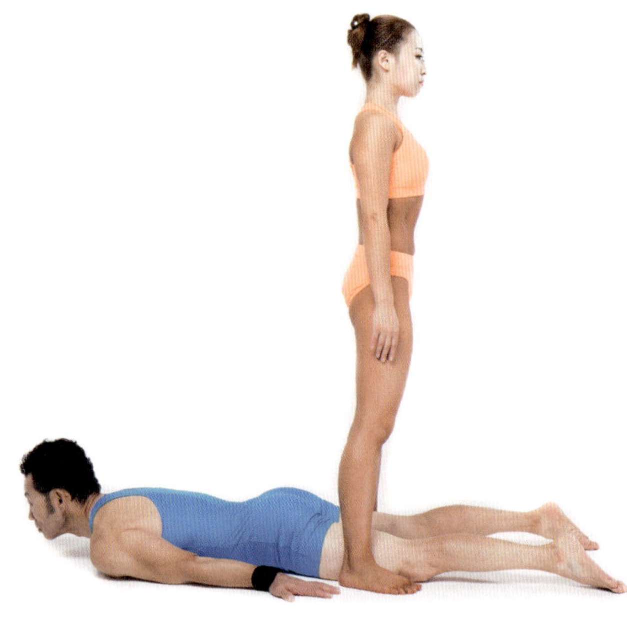

2

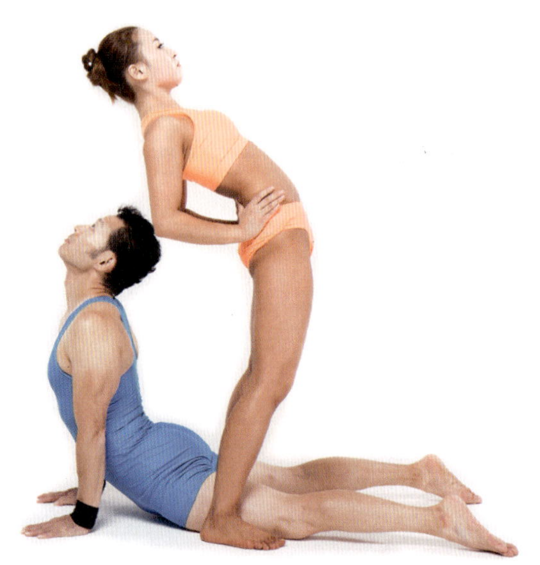

1 파트너 A는 매트 위에 포복 자세로 눕는다. 파트너 B는 A의 힙에 가깝게 서 있는다. 이때 시선은 A와 반대 방향이다.

2 파트너 A는 부장가사나(Bhujangasana) 포즈를 취한다. 그 동시에 B는 등을 아치형으로 만든다.

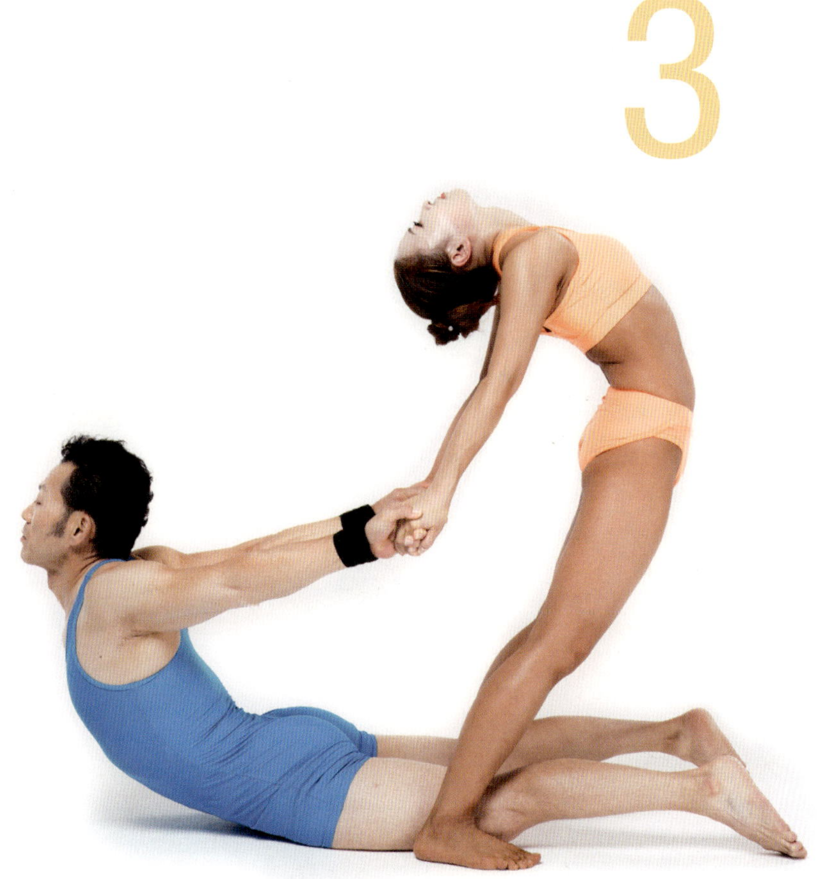

3 파트너 B는 팔을 뒤로 뻗어 A의 팔목을 잡으며 아치 모양을 더 깊게 만든다.
파트너 A는 가슴을 들어올리며 어깨를 뒤로 꺾어 시선을 높인다.

이카 파다 라자카포타사나 Eka Pada Rajakapotasana

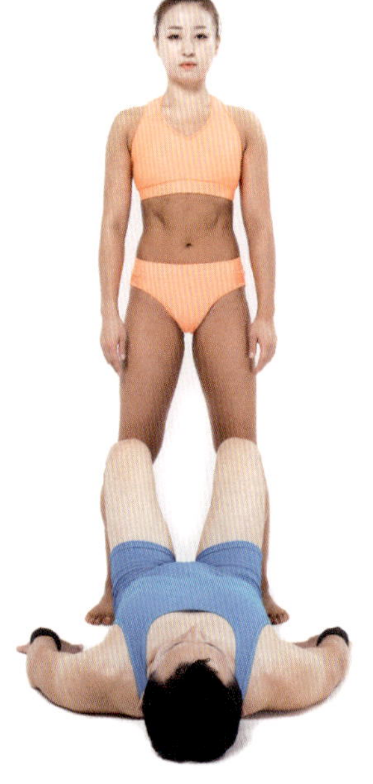

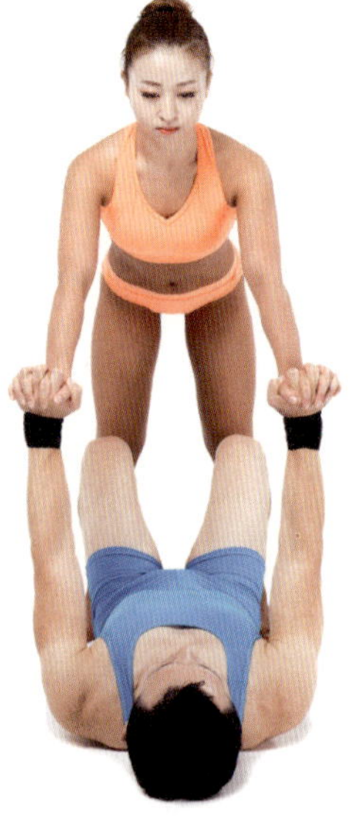

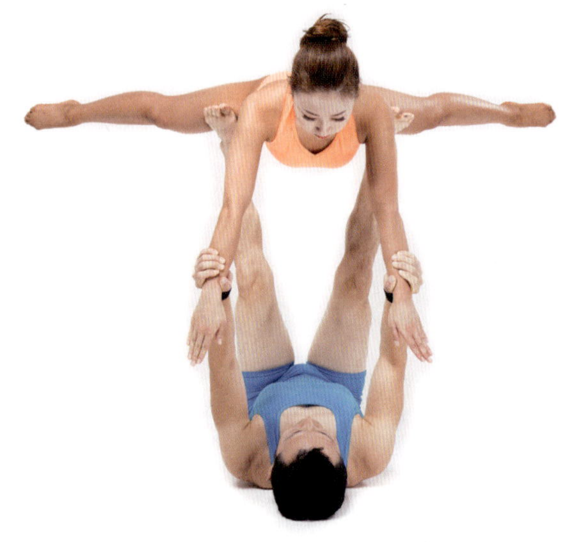

1 파트너 A는 매트 위에 무릎을 구부린 채로 눕
는다. 파트너 B는 A 앞에 똑바로 서 있는다.

2 B는 앞으로 몸을 구부리고 A의 손을 맞잡는다.
A는 다리를 들어 B의 힙 부분에 둔다.

3 A는 B의 손을 잡은 채로 들어올린다. B는 다리
를 벌린다.

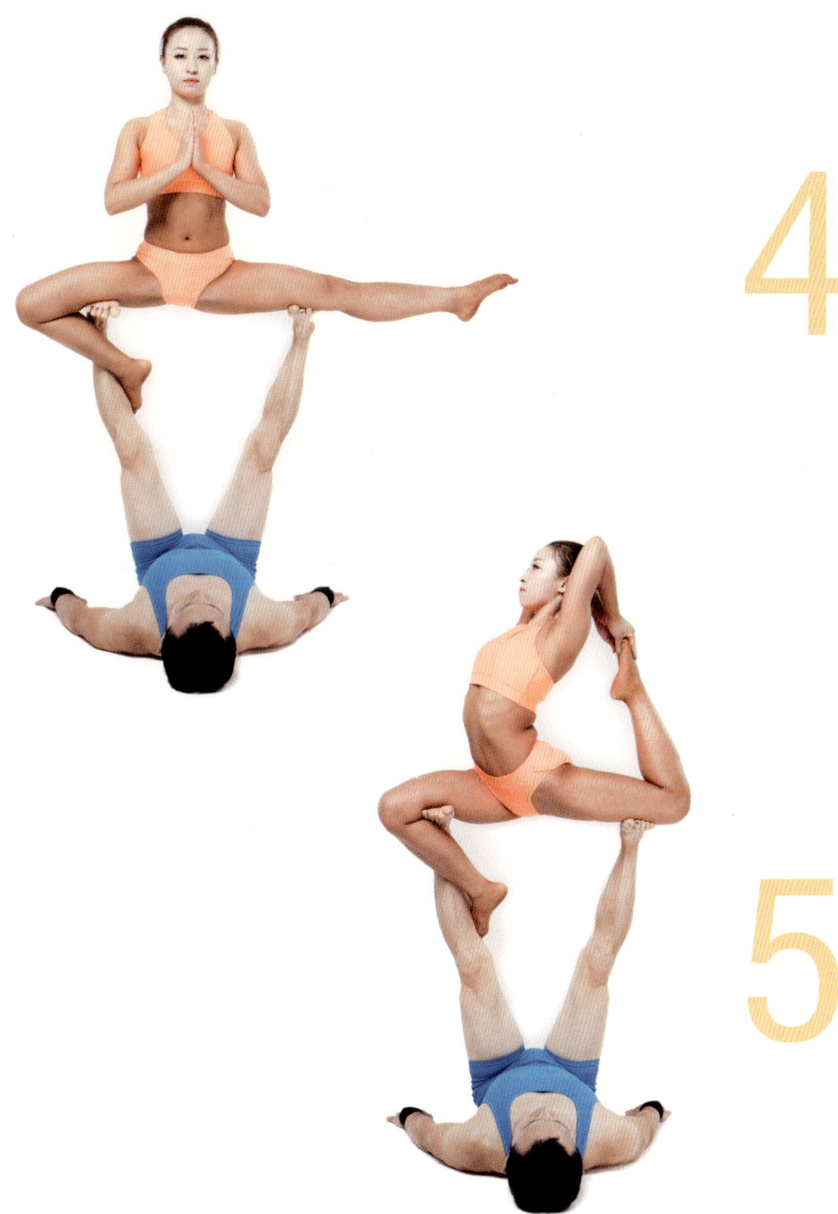

4 B는 왼쪽 다리를 접어 A의 무릎에 고정시킨다. 그리고 합장 포즈 나마스칼 무드라(Namaskar mudra)를 취한다.

5 B는 천천히 왼쪽으로 돈 후, 오른쪽 다리를 접는다. 등을 아치형으로 만들고 두 손은 발가락을 잡도록 뒤로 뻗어 이카 파다 라자카포타사나(Eka Pada Rajakapotasana) 포즈를 취한다.

안안다 가루다사나 Ananda Garudasana

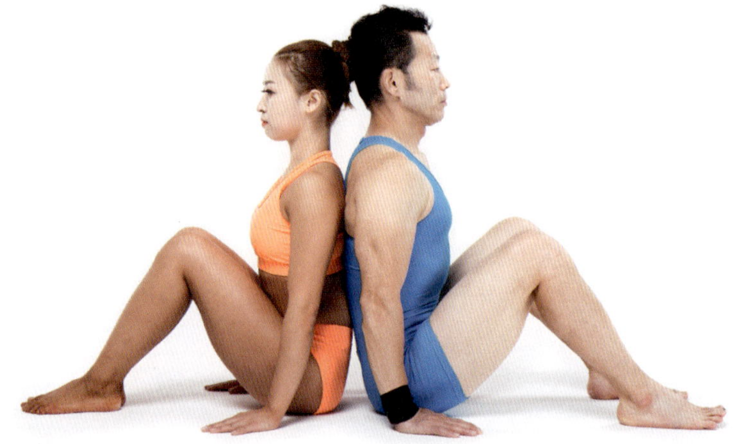

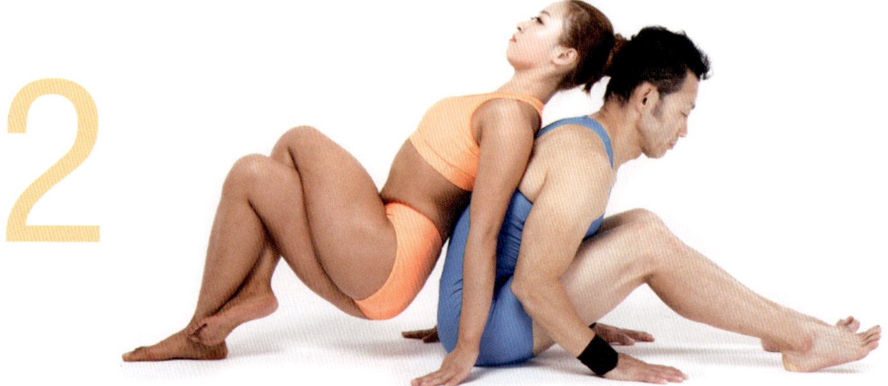

1 파트너 A와 B는 등을 맞댄 상태로 매트 위에 무릎을 구부리고 앉는다. 팔은 양쪽에 가지런히 두고 팔꿈치는 살짝 구부린 상태로 손바닥은 바닥을 향해 둔다.

2 파트너 B는 왼발을 들어 독수리 포즈를 취한다. 그리고 엉덩이를 들어올리며 A의 등에 기댄다.

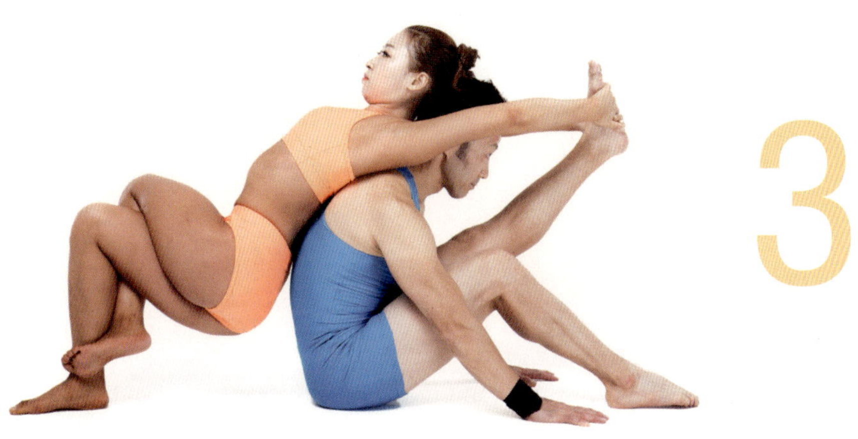

3

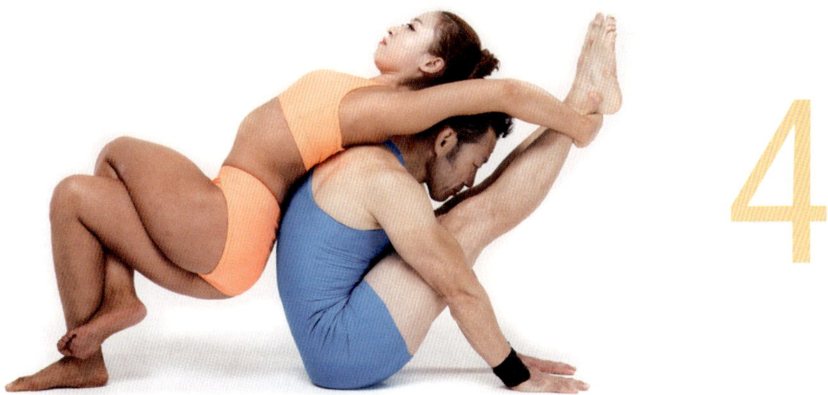

4

3 파트너 A는 오른 다리를 들어올린다. B는 팔을
뒤로 뻗어 A의 발목을 잡는다. 엉덩이를 조금
더 높게 들며 B는 팔꿈치를 구부린다.

4 파트너 A는 왼 다리를 들어 B가 두 발목을 잡
을 수 있도록 한다. B는 A의 등 위쪽에 기대고
시선은 위를 향한다.

Core Strengthening

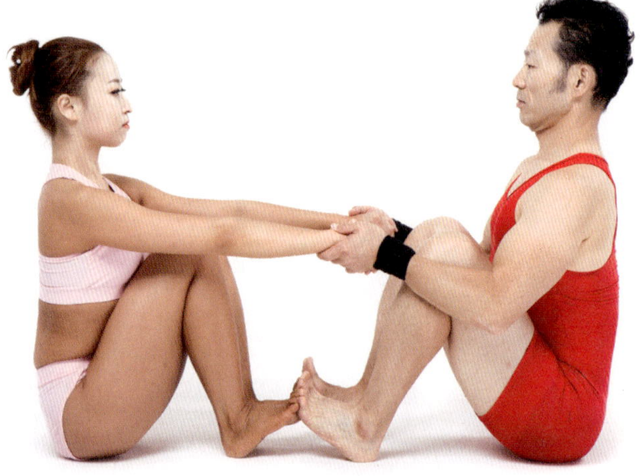

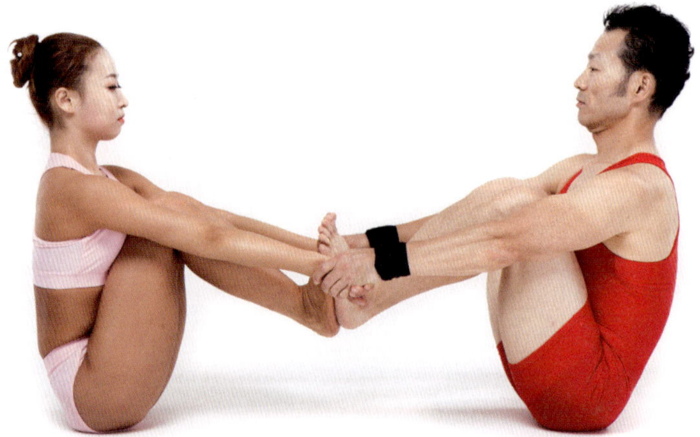

1 파트너 A와 B는 무릎을 구부리고, 발가락은 맞
닿으며 서로의 팔목을 잡고 앉는다.

2 두 파트너는 서로의 발을 밀어내며 계속해서
팔목은 잡은 상태로 등을 쭉 편다.

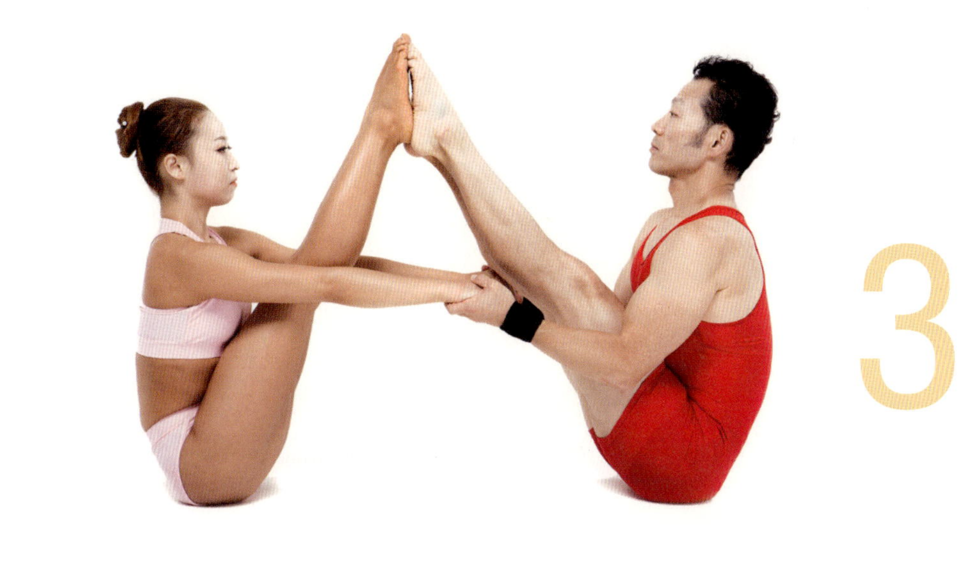

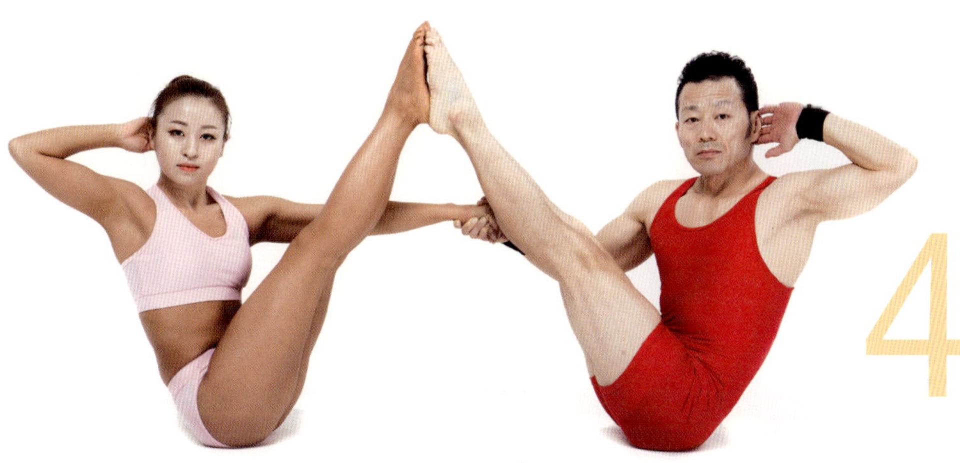

3 코어에 힘을 주며 두 파트너는 천천히 나바사나(Navasana) 포즈를 취한다.

4 두 파트너는 한쪽으로 몸을 뒤틀고, 한쪽 팔을 들어서 팔꿈치는 구부리고 손바닥이 머리 뒤쪽에 닿도록 포즈를 취한다. 파트너 A와 B는 서로의 발에 힘을 주고 밀면서 서포트해 주고, 서로의 팔목을 잡으면서 동시에 등을 펴고 코어에 힘을 주어야 한다.

바즈라사나 Vajrasana

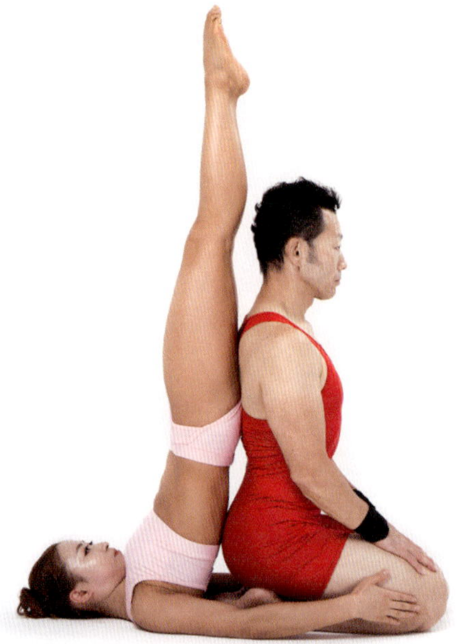

1 파트너 A는 바즈라사나(Vajrasana) 포즈로 앉는다. 그 동시에 B는 등을 대고 누워서 두 다리를 위로 들어올린다.

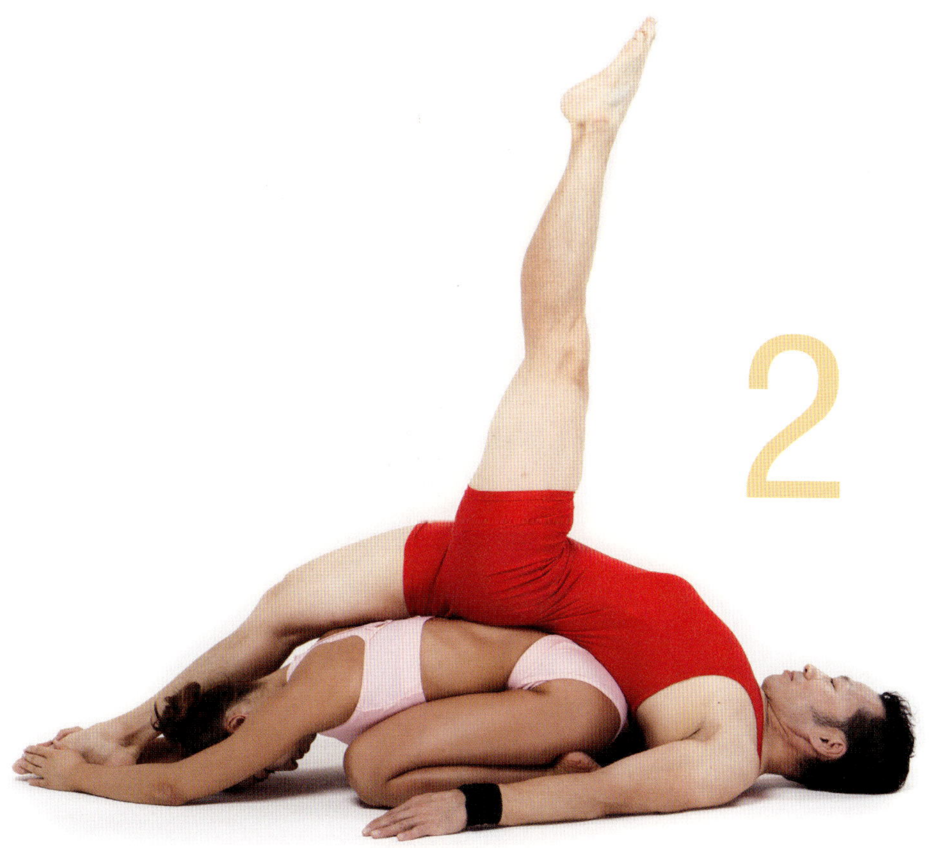

2 파트너 A는 B의 등을 서포트해 주며 사반가사나(Sarvangasana) 포즈를 하기 위해 몸을 뻗는다.

파드마사나 트위스팅 Padmasana Twisting
Lotus Pose Twisting

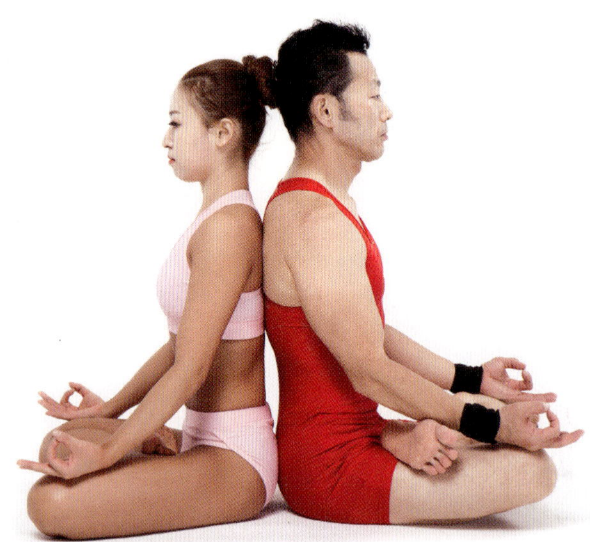

80

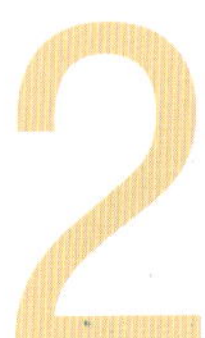

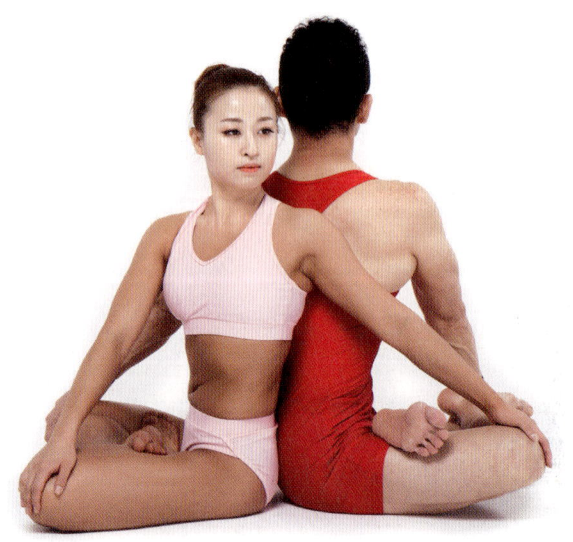

1 파트너 A와 B는 서로의 등을 맞대고 파드마사나 (Padmasana) 포즈로 앉는다.

2 파트너 A는 몸을 오른쪽으로 뒤틀며, B의 왼쪽 무릎을 잡는다. 그 동시에 다른 손으로는 자신 의 오른쪽 무릎을 잡는다. 파트너 B 또한 오른 쪽으로 몸을 뒤틀며, A의 왼쪽 무릎을 잡는다. 그 동시에 다른 손으로는 자신의 오른쪽 무릎 을 잡는다.

아드호 묵카 스바나사나 Adho Mukha Svanasana
― 발라사나 Balasana
Downward Facing Dog – Child's Pose

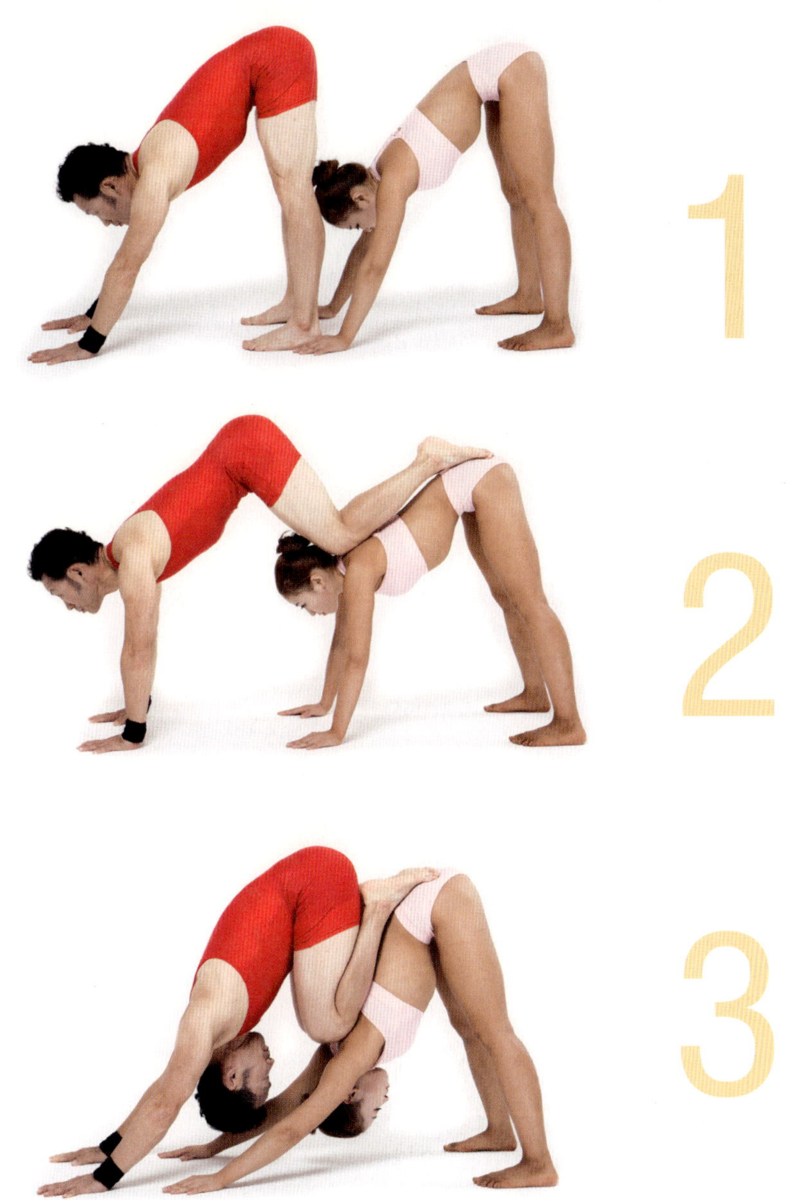

1 파트너 A와 B는 아드호 묵카 스바나사나(Adho Mukha Svanasana) 포즈를 취한다.

2 파트너 B는 두 다리를 A의 등에 둔다.

3 파트너 B는 무릎을 구부려 A의 등 위쪽까지 닿게 한다. 파트너 A는 팔을 쭉 뻗고 다리는 아드호 묵카 스바나사나(Adho Mukha Svanasana) 포즈를 취한다.

비파리따 하안누마나산 Viparitha Haanumanasan

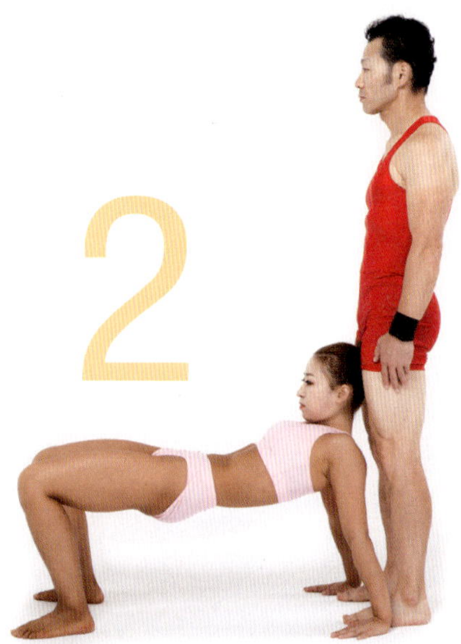

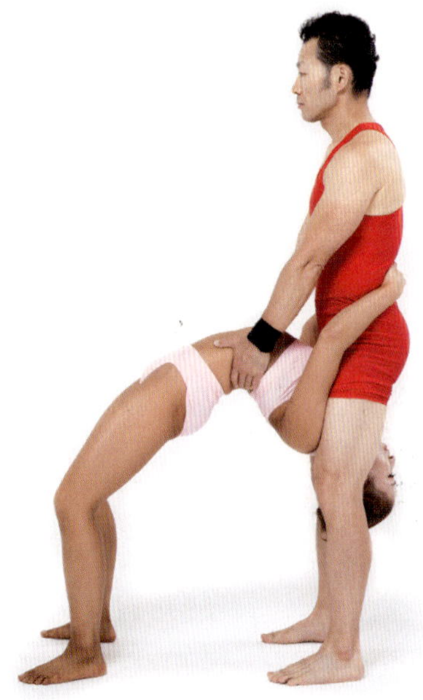

1 파트너 A는 B 앞에 선다.

2 A는 테이블 포즈를 취한다.

3 A는 머리를 B의 다리 사이에 넣고 B의 엉덩이 위를 잡는다. 그때 B는 A의 허리 중간쯤을 잡는다.

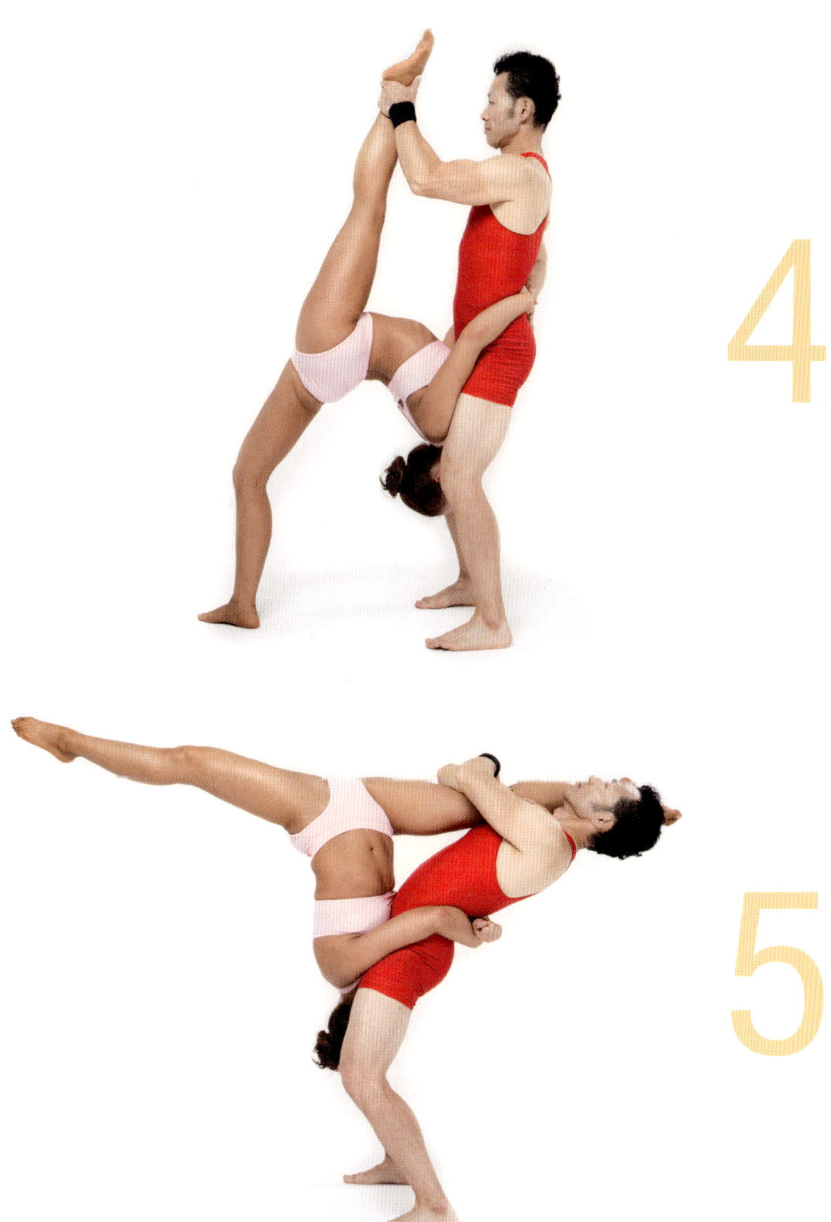

4 파트너 A는 오른 다리를 올린다. 이때 B는 A의 발목을 잡는다.

5 파트너 B는 아치형으로 등을 꺾고 이때 A는 왼쪽 다리를 들어올린다. 파트너 B는 왼팔을 뒤로 쭉 뻗고, A는 다리 찢기를 한다.

웃캇타사나 Utkatasana — 차크라사나 Chakrasana

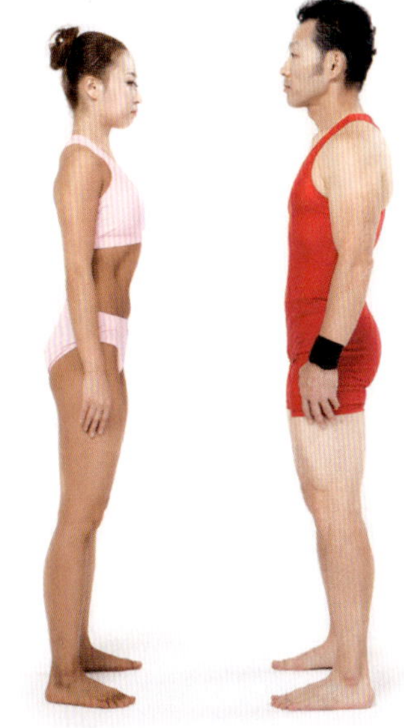

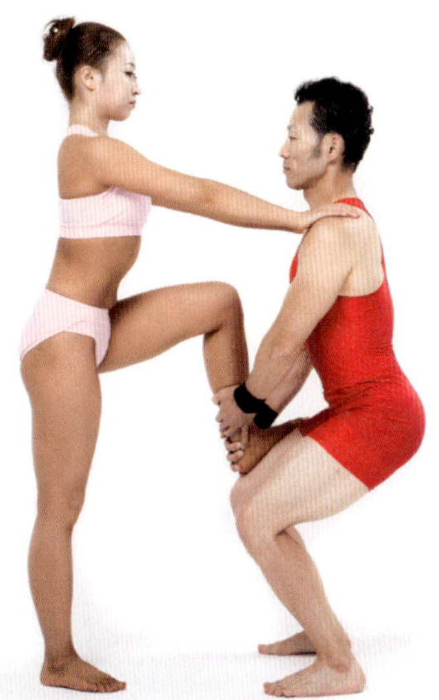

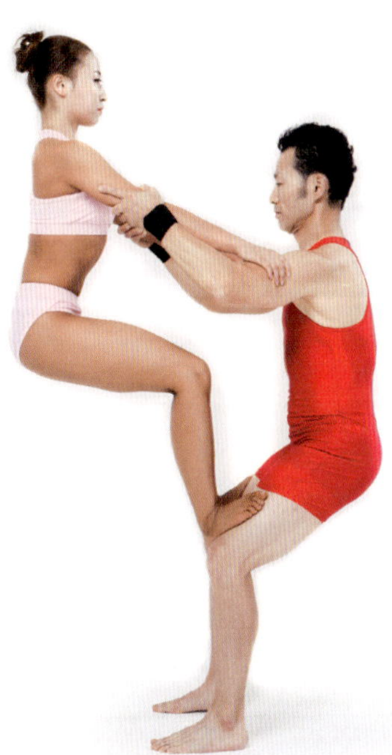

1 파트너 A와 B는 똑바로 서로 마주 보고 선다.

2 A는 무릎을 구부리고 웃갓타사나(Utkatasana) 포즈를 취한다.

3 B는 오른발을 들어올려 A의 허벅지에 올려놓는다.

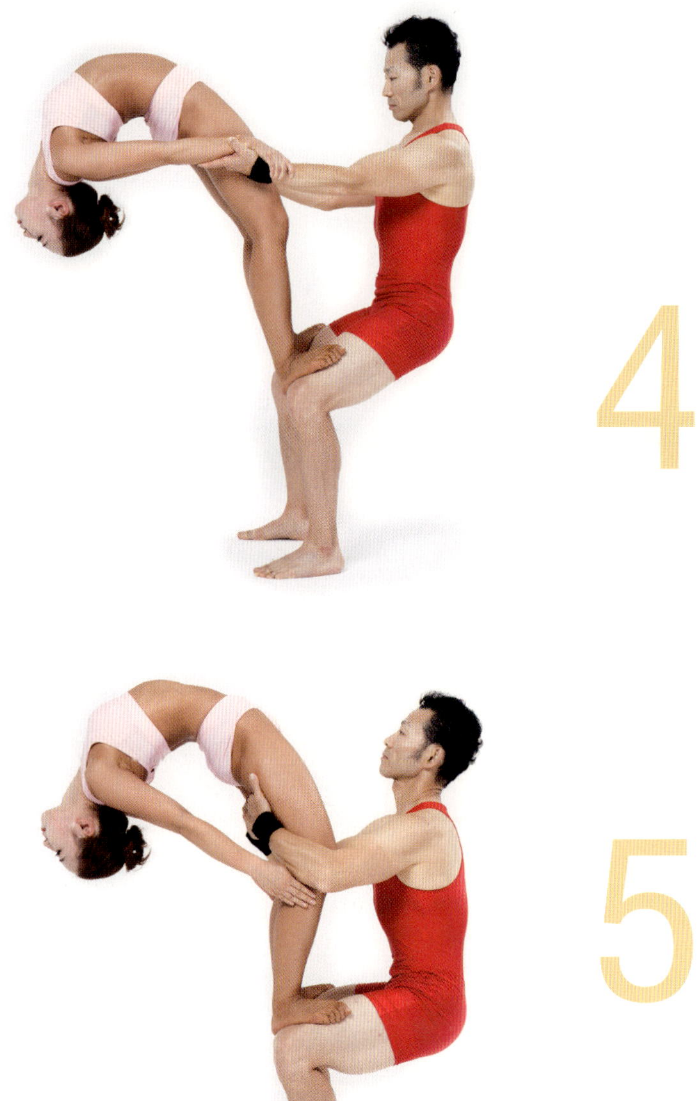

4 B는 A의 어깨를 잡고 왼발을 들어올려 A의 허벅지에 올린다.

5 A는 B의 힙 부분을 잡은 상태에서 B는 등을 아치형으로 만들어 차크라사나(Chakrasana) 포즈를 취한 후 무릎을 잡는다.

웃캇타사나 Utkatasana
— 파다하스타사나 Padahastasana

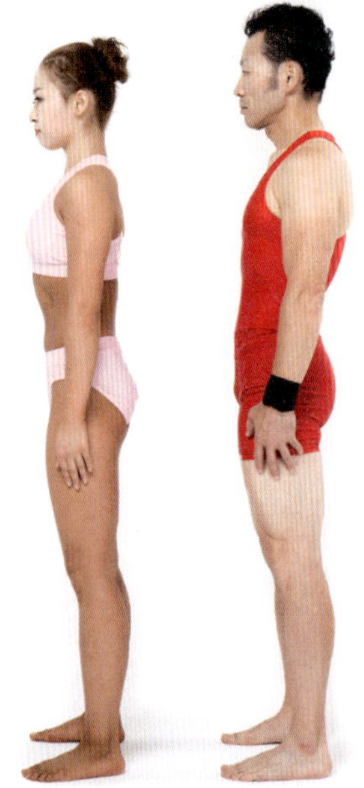

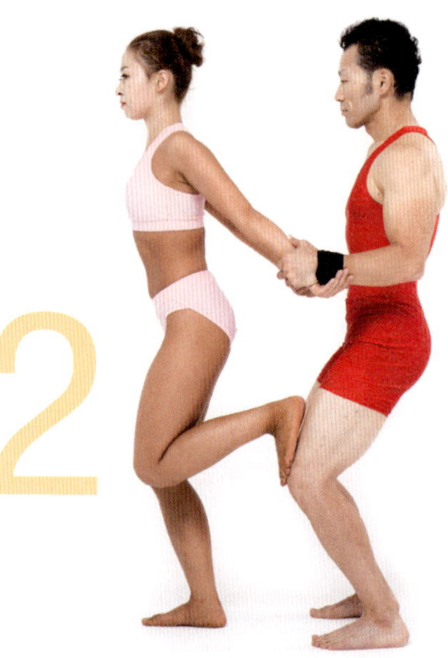

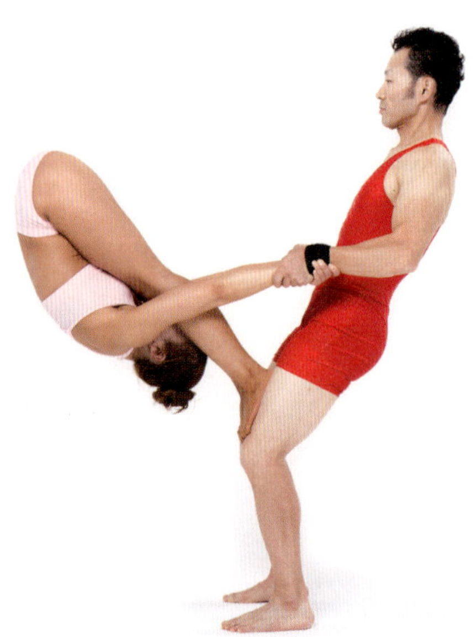

1 파트너 A는 B 뒤에 선다.

2 파트너 A는 웃캇타사나(Utkatasana) 포즈를 취한다. 그 동시에 B는 두 팔을 뒤로 뻗어 A의 팔을 잡는다. 그리고 한 발을 들어 A의 허벅지 위에 올린다.

3 파트너 B는 A의 허벅지 위에 두 다리를 올린 후 몸통 부분을 앞으로 접는다. 그 동시에 A는 다리를 펴고 살짝 뒤로 기댄다.

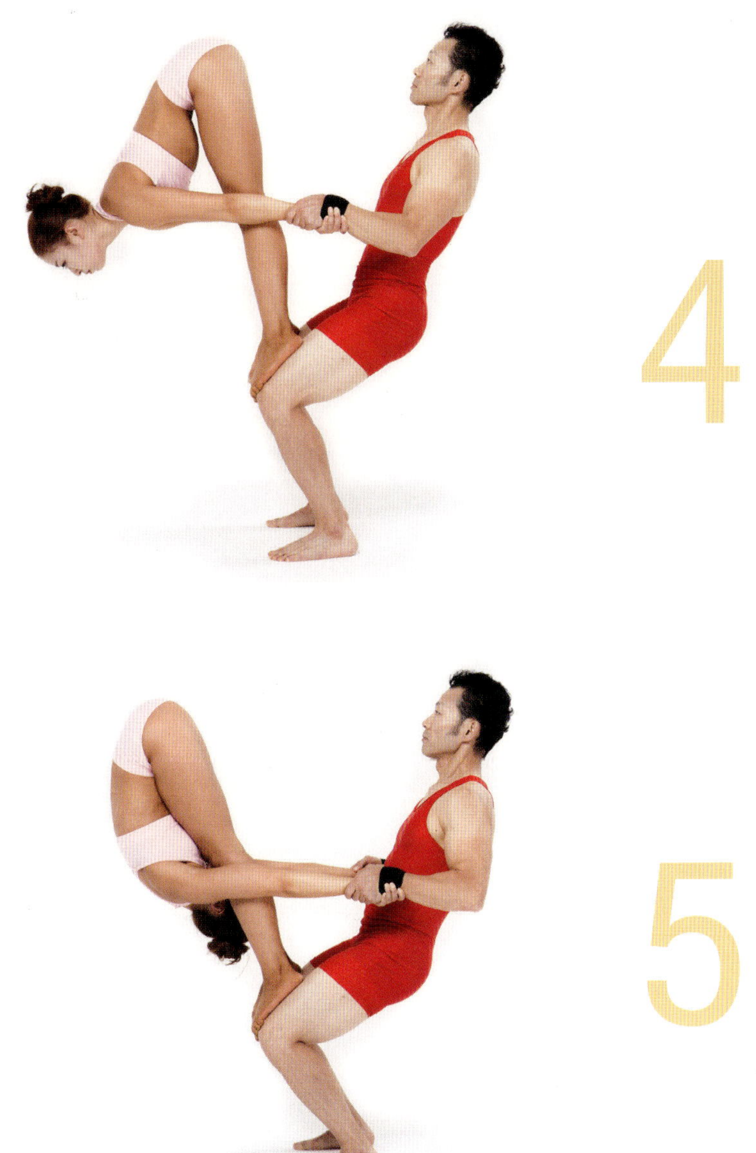

4 파트너 A는 무릎을 구부리며 웃캇타사나 (Utkatasana) 포즈를 취한다.

5 파트너 B는 몸을 앞으로 접어 파다하스타사나 (Padahastasana) 포즈를 취한다.

쿨마사나 Kurmasana — 바카사나 Bakasana

1

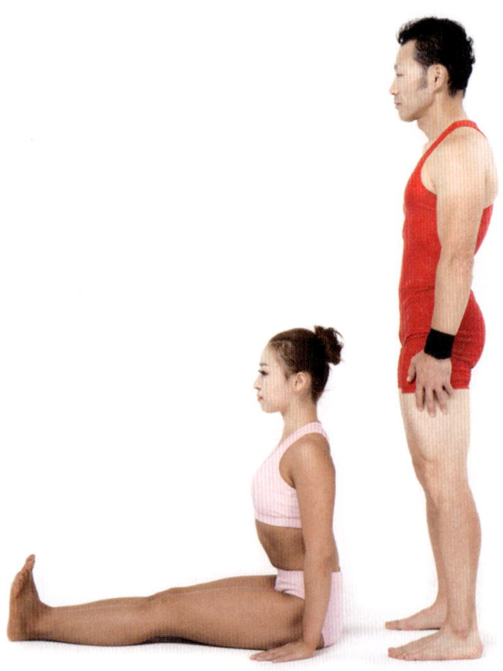

2

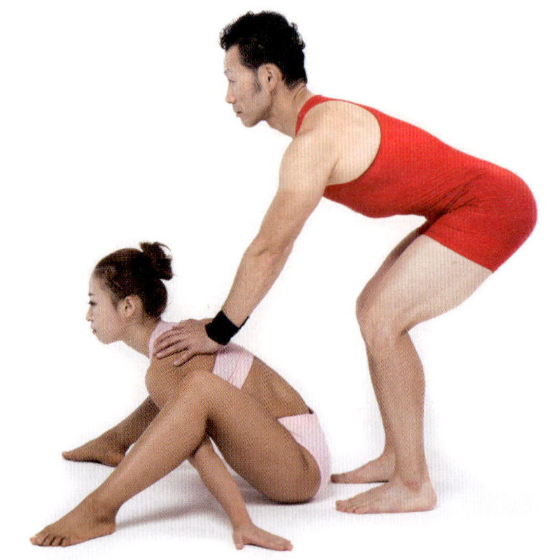

1 파트너 A는 매트 위에 두 다리를 앞으로 뻗고 앉는다. 그 동시에 파트너 B는 A 뒤에 선다.

2 파트너 A는 앞으로 몸을 접어 쿨마사나 (Kurmasana) 포즈를 취한다.

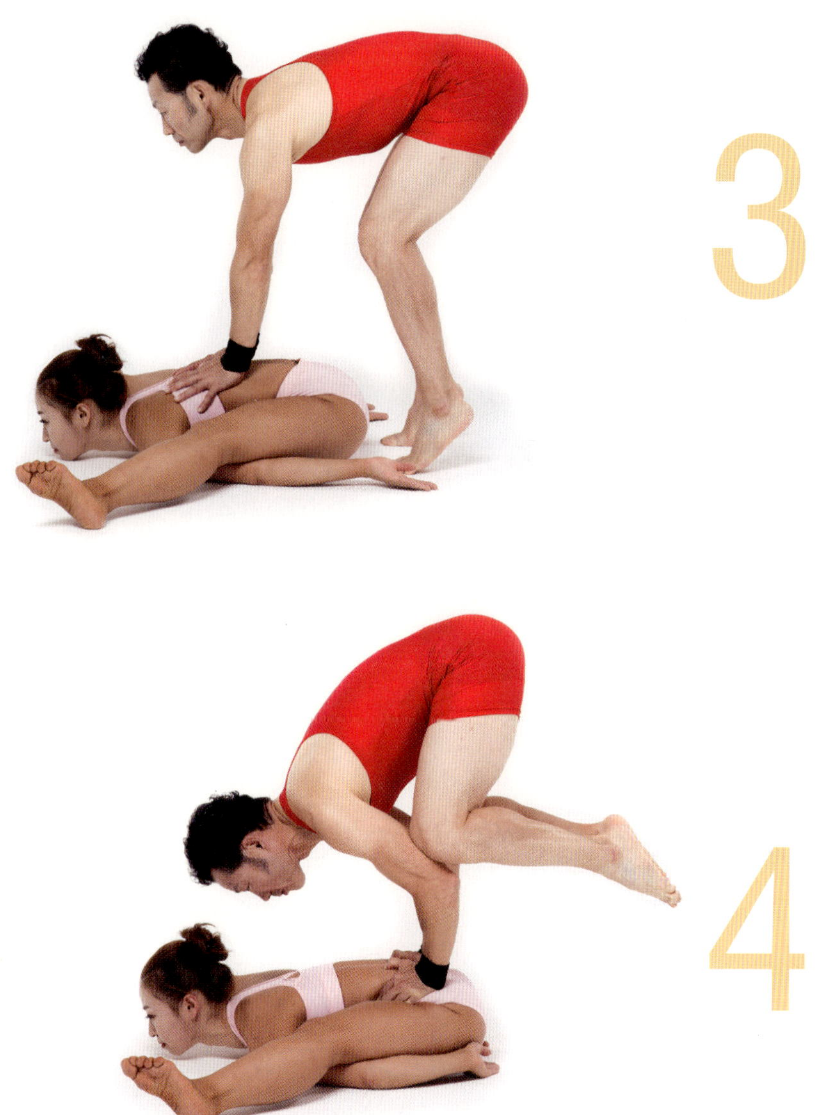

3 파트너 B는 손바닥을 A의 등 아래쪽에 둔다.

4 파트너 B는 무릎이 겨드랑이 근처에 닿을 정도로 접고 시선은 앞을 본다. 두 다리는 올려 바카사나(Bakasana) 포즈를 취한다.

세튜 밴다사나 Setu Bandasana — 시라사사나 Sirasasana

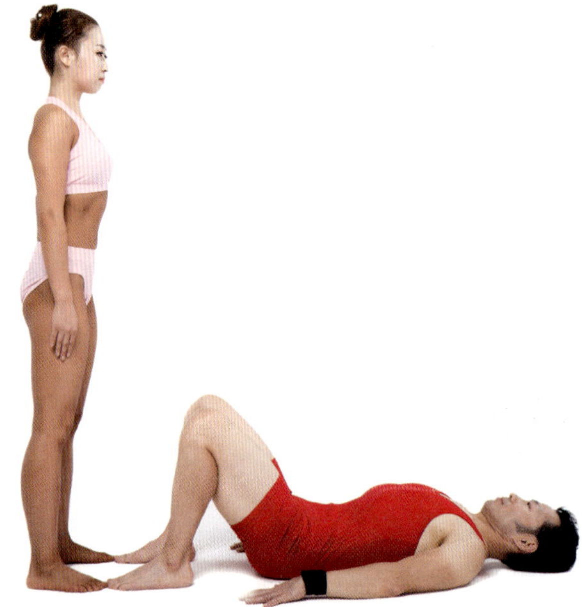

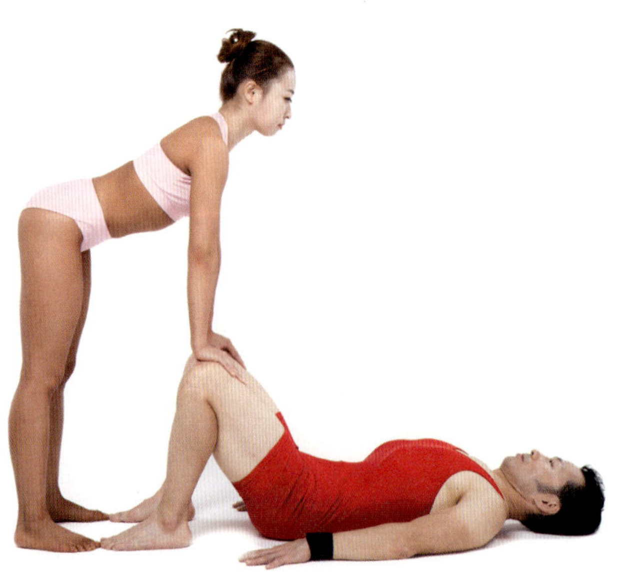

1 파트너 A는 매트 위에 무릎을 구부리고 눕는다. 파트너 B는 A 앞에 얼굴을 마주 보고 선다.

2 파트너 B는 두 손바닥을 A의 무릎 위에 올린다.

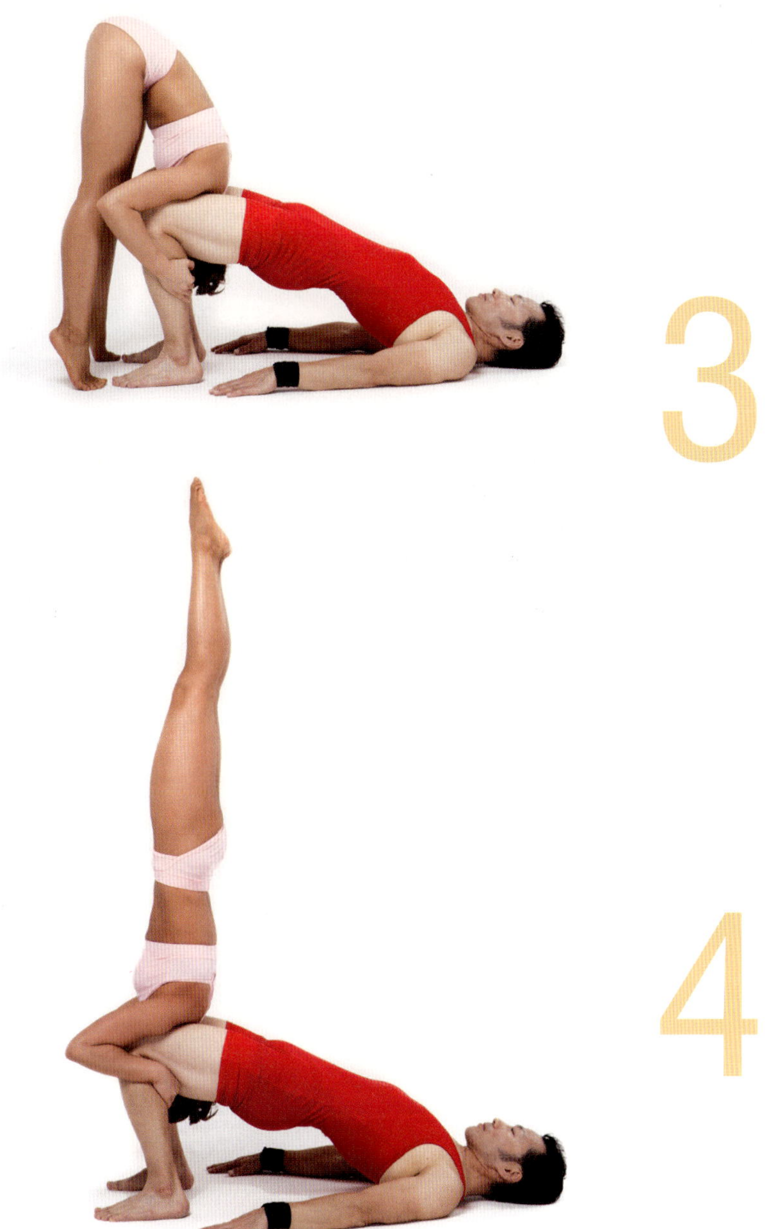

3 파트너 A는 엉덩이를 들어올려 세튜 밴다사나 (Setu Bandhasana) 포즈를 취한다. 그 동시에 B는 어깨를 A의 허벅지에 끼운다.

4 파트너 B는 다리를 들어올려 시라사사나 (Sirasasana) 포즈를 취한다.

파돗타나사나 Padottanasana

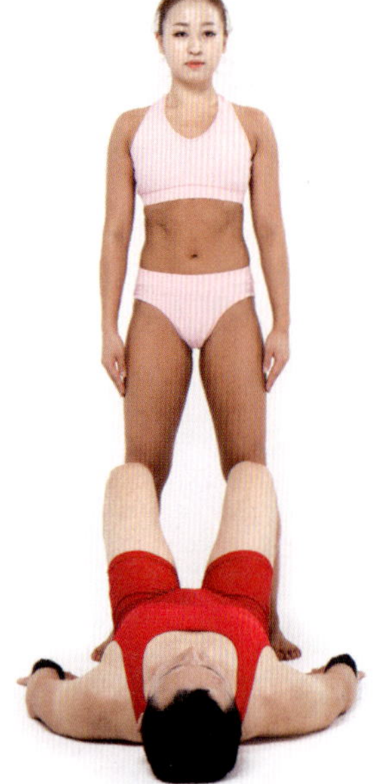

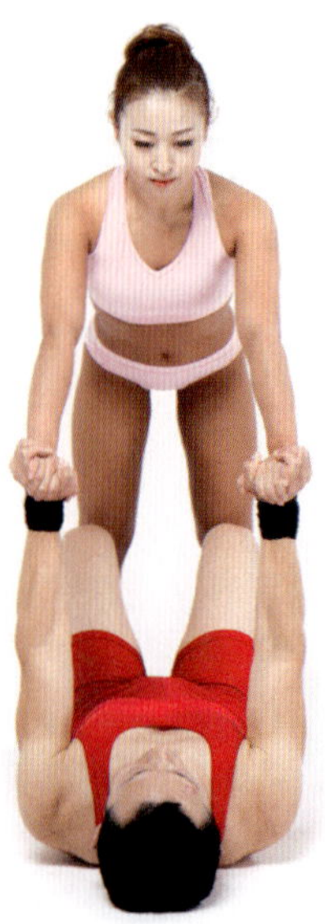

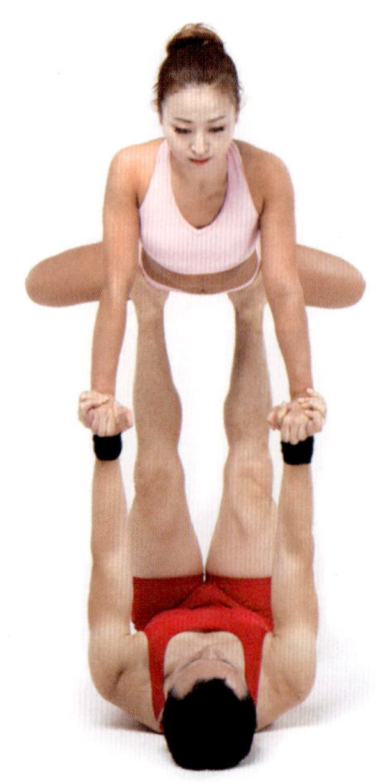

92

1 파트너 A는 무릎을 접은 상태로 매트 위에 눕는다. 파트너 B는 A와 시선이 마주 보게 똑바로 선다.

2 파트너 B는 몸을 앞으로 뻗어 A의 손을 잡는다.

3 파트너 A는 다리를 위로 들어 B의 골반 위에 올려놓는다. 파트너 B는 A의 손을 잡고 두 다리를 뒤로 벌린다.

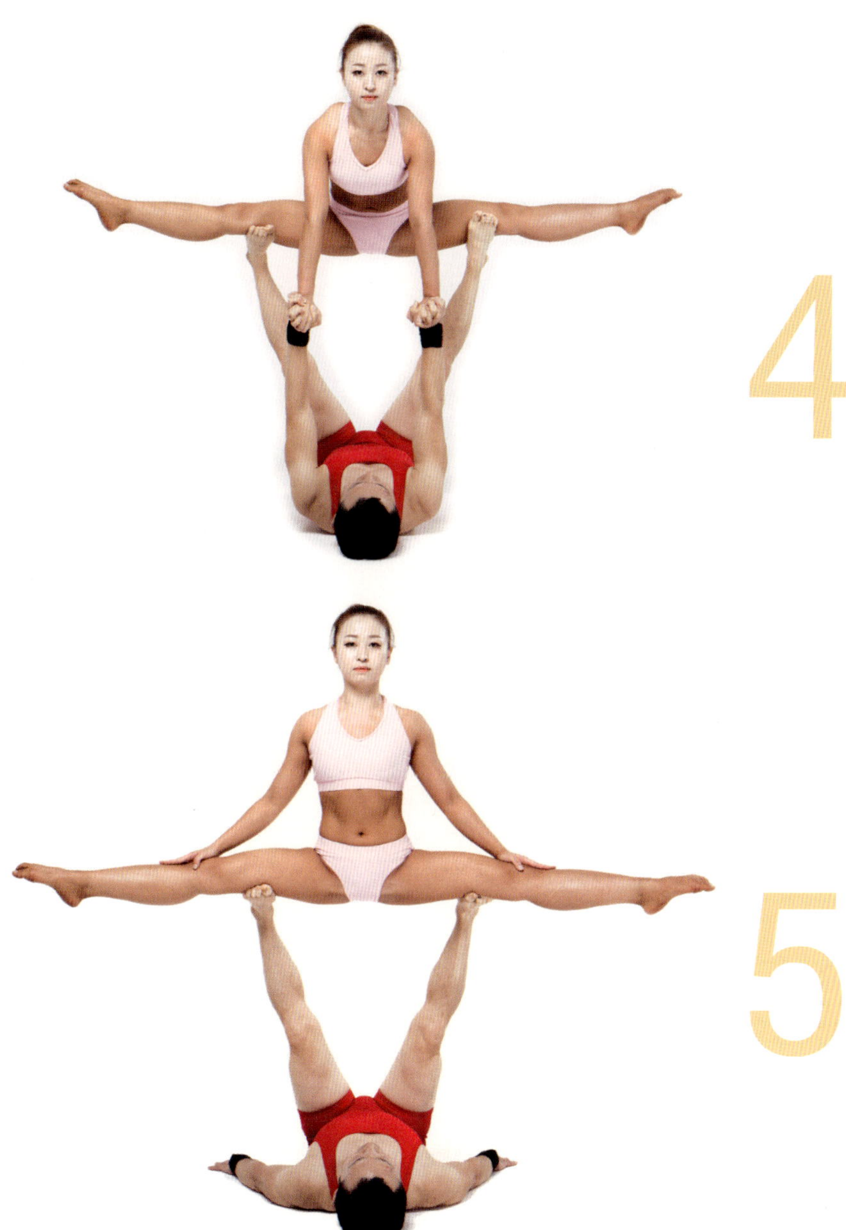

4 파트너 A, B 모두 두 다리를 쭉 편다.

5 파트너 B는 척추를 쭉 펴고 두 손은 무릎 위에 사뿐히 올려놓는다.

브라마차랴스나 Bramacharyasna

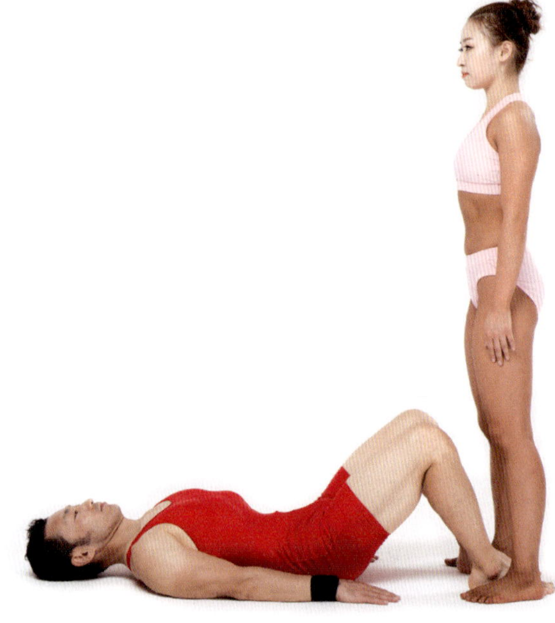

1

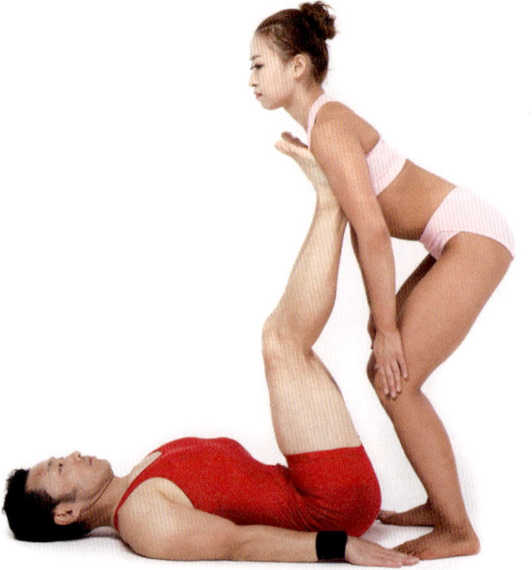

2

1 파트너 A는 무릎을 구부린 상태로 매트 위에 눕는다. B는 A쪽을 바라 보며 똑바로 선다.

2 파트너 B는 앞쪽으로 몸을 기댄다. 이때 파트너 A의 두 발은 B의 겨드랑이 사이에 낀다.

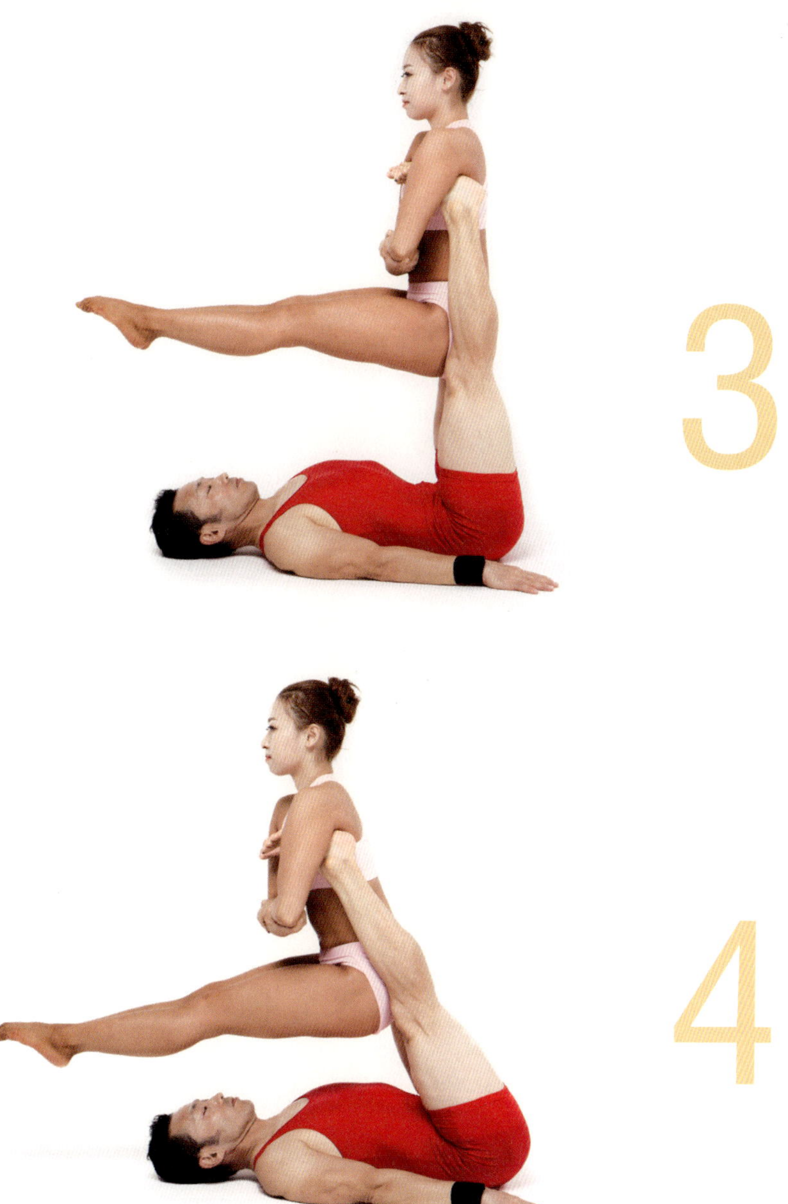

3 파트너 A는 다리를 쭉 편다. 이 동시에 B는 다리를 위로 쭉 뻗는다.

4 파트너 A는 팔을 편안하게 바닥에 놓는다. 이때 손바닥이 바닥을 향하게 놓으며 손의 위치는 힙 옆에 둔다.

비파리타 파돗타나사나 Viparita Padottanasana

1

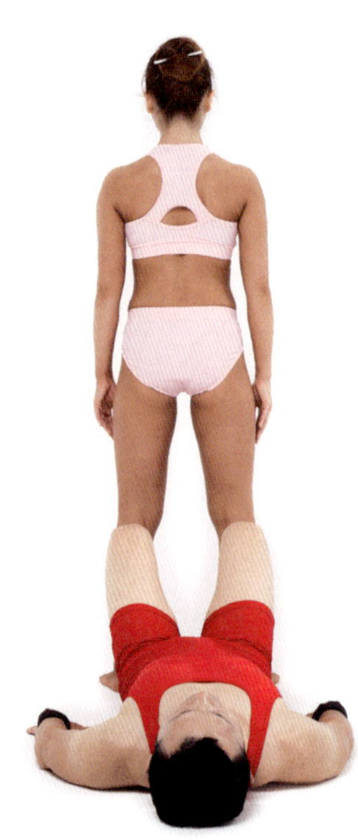

2

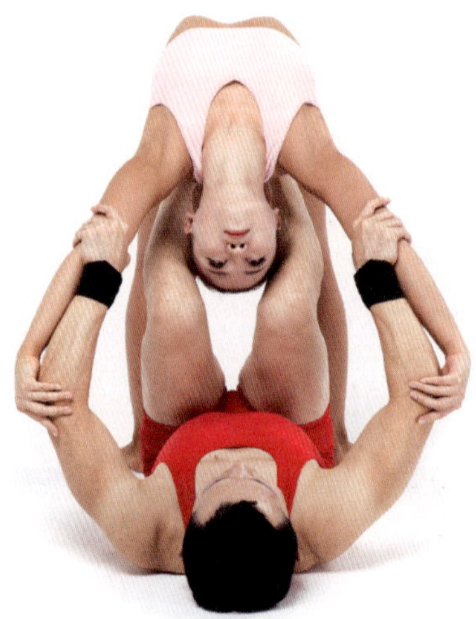

96

1 파트너 A는 무릎을 구부린 상태로 매트 위에 눕는다. 파트너 B는 A 앞에 서서 시선은 뒤를 본다.

2 파트너 A는 B의 허리 아래쪽에 두 발을 올려 놓는다. 파트너 B는 등을 아치형으로 만들어 A 의 손을 잡는다.

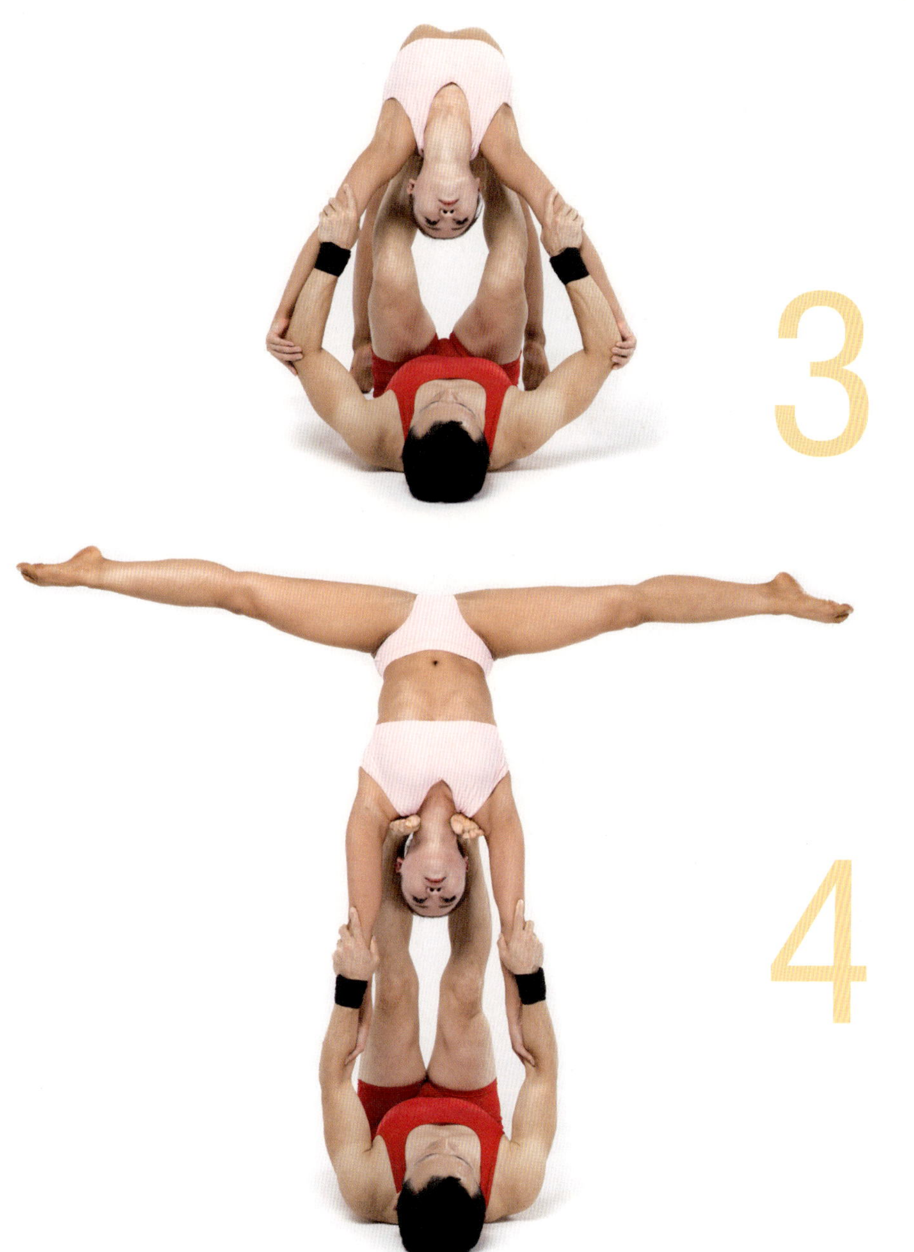

3 파트너 A는 B의 팔꿈치를 잡는다.

4 파트너 A는 두 다리를 쭉 뻗는다. 그 동시에 B 는 다리를 벌려 쭉 편다.

이카 파다 라자카포타사나 Eka Pada Rajakapotasana

1

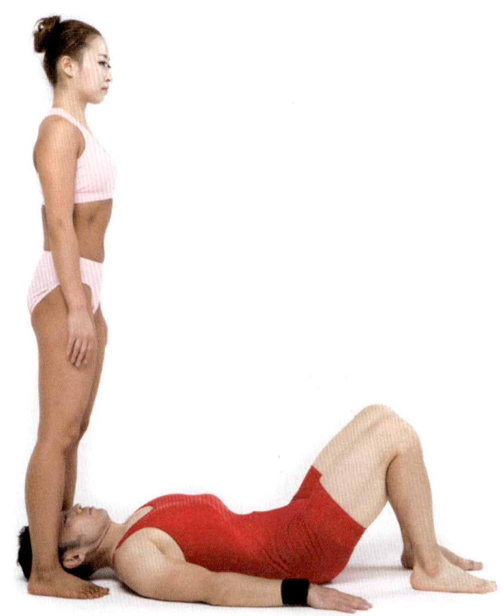

2

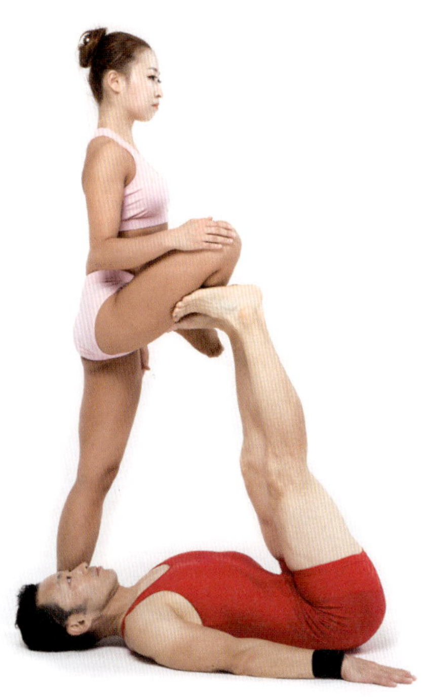

1 파트너 A는 무릎을 구부리고 매트에 눕는다. 파트너 B는 A 뒤에 선다. B의 발은 A의 머리 양옆에 둔다.

2 파트너 A는 두 다리를 들어올린다. B는 왼쪽 다리를 들어서 무릎을 접은 뒤 A의 발바닥 위에 올린다.

98

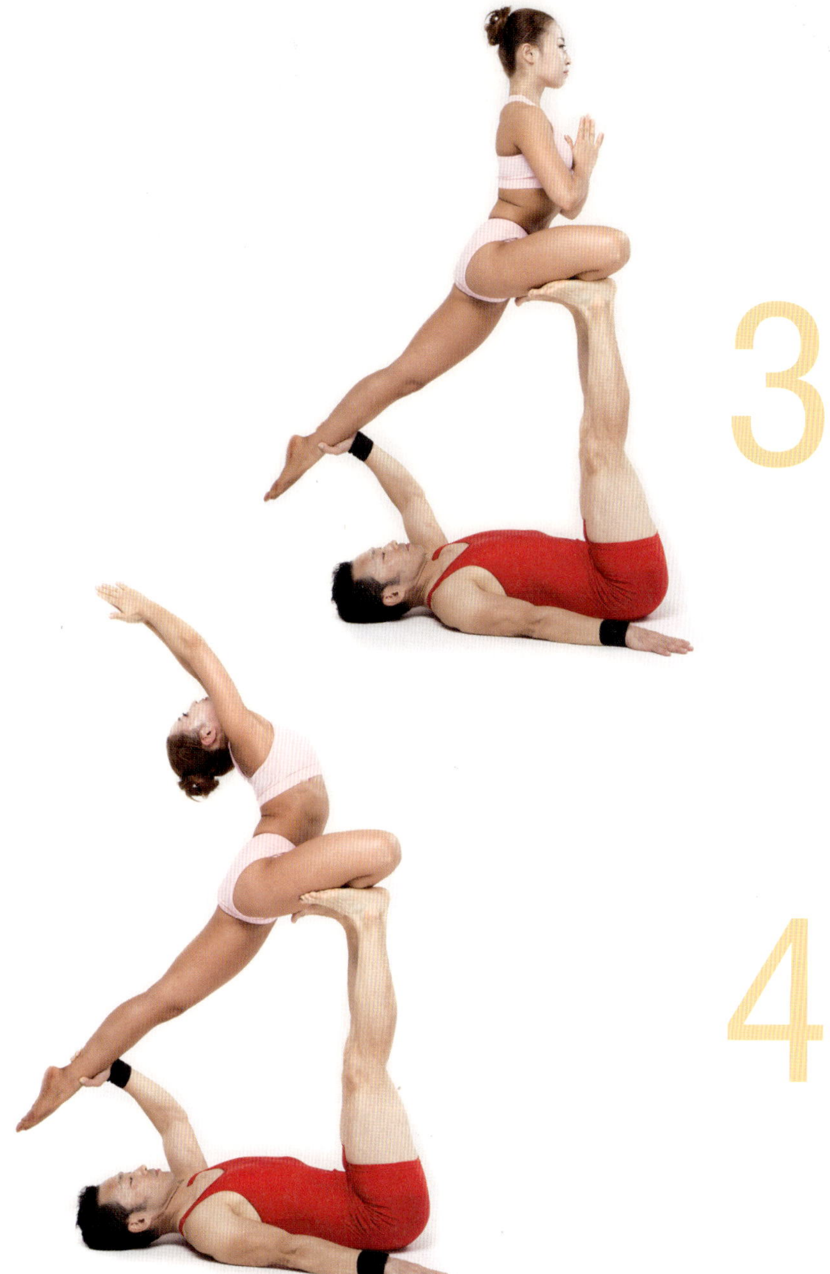

3 파트너 A는 B의 오른 발목을 오른손으로 잡으며 B를 들어올린다. B는 양손을 모아 합장하며 나마스칼 무드라(Namaskar mudra) 포즈를 취한다.

4 파트너 B는 그 자세에서 팔을 뒤로 쭉 뻗으며 등을 아치형으로 만든다. 동시에 오른 다리를 쭉 펴고 A 또한 두 다리와 오른팔을 편다.

파랸카 차크라사나 Paryanka Chakrasana

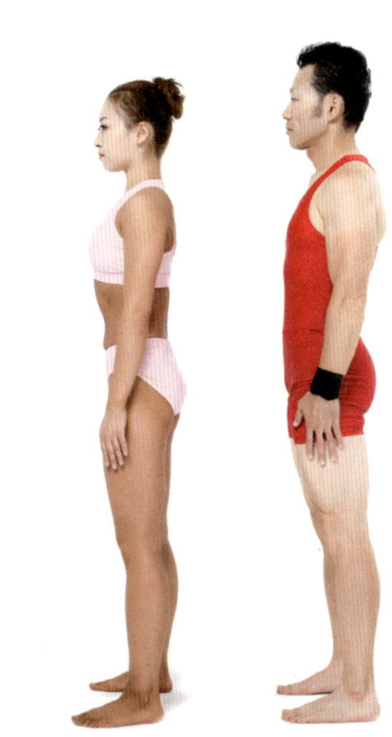

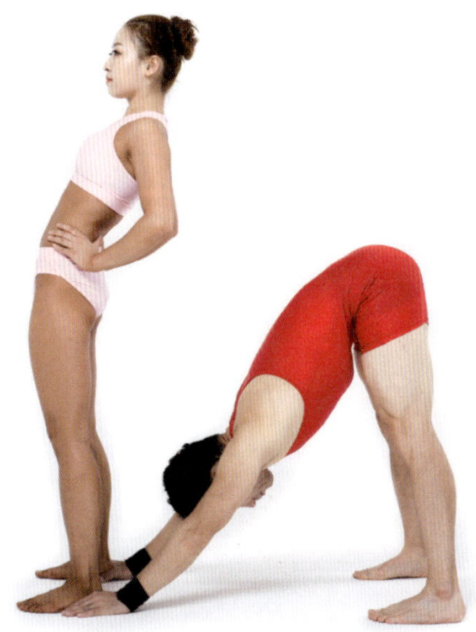

1 파트너 A는 파트너 B 뒤에 조금 떨어져서 선다.

2 파트너 A는 몸을 접고 앞으로 구부려 손을 바닥에 닿도록 한다. 이때 파트너 B는 양쪽 허리에 손을 올리고 등을 아치형으로 살짝 꺾는다.

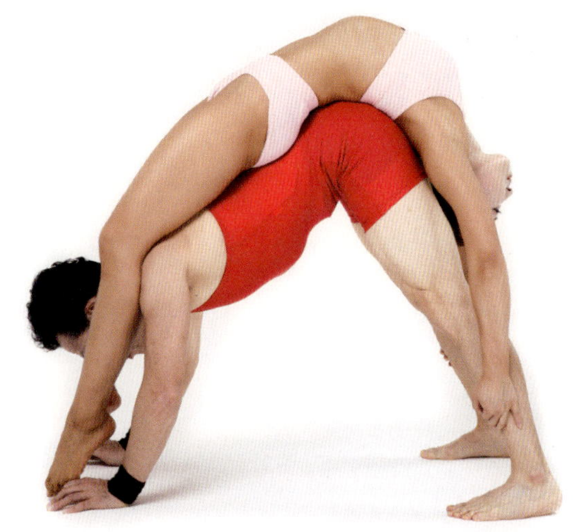

3

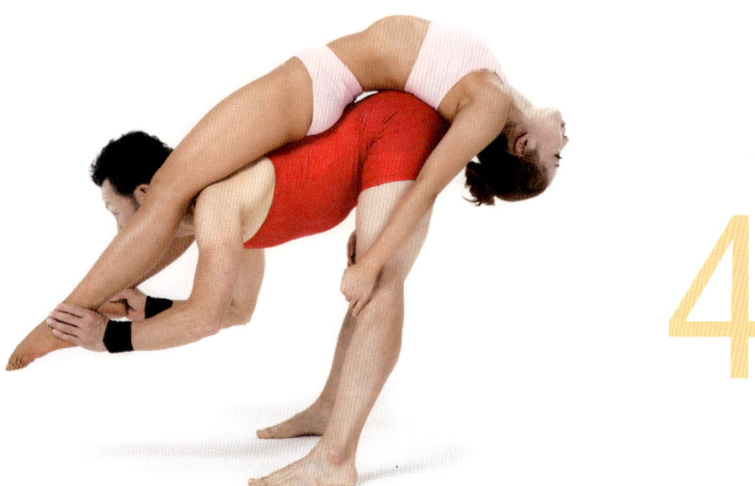

4

3 파트너 B는 아치형을 더 깊게 만들어 자신의 허리가 A의 허리에 맞닿도록 한다. 이때 파트너 B는 팔을 뒤로 뻗어 A의 종아리를 잡는다.

4 파트너 A는 B의 발을 잡으며 B를 들어올린다. 이때 A는 다리를 쭉 뻗고 고개를 든다.

파다하스타사나 Padahastasana
다누라사나 Dhanurasana

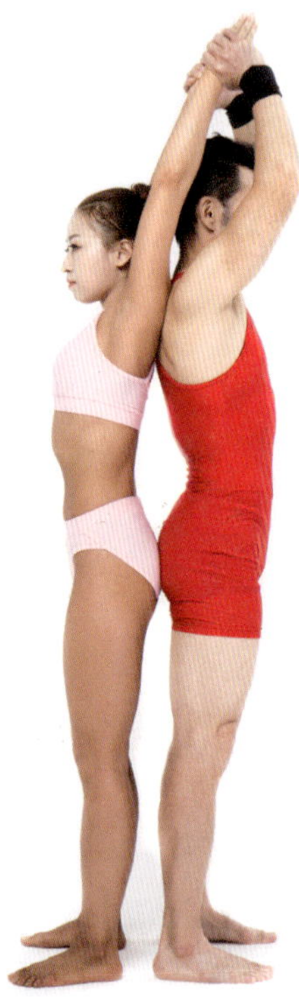

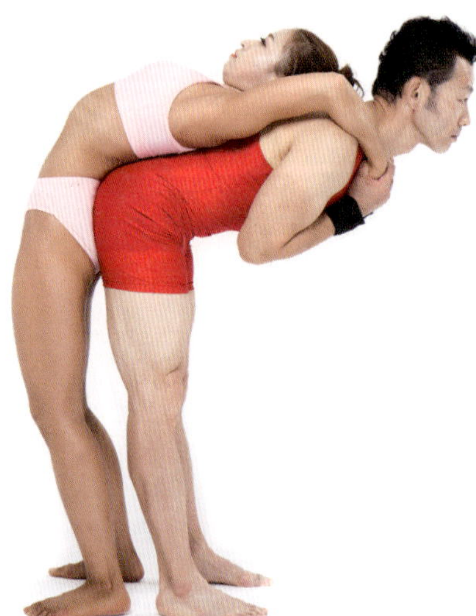

1 파트너 A와 B는 등을 서로 마주한 채로 똑바로 선다.

2 파트너 A와 B는 두 팔을 위로 올린다. A는 B의 손목을 잡으며 팔을 조금 구부린다.

3 파트너 A는 몸이 직각이 되도록 앞으로 구부린다. 이때 파트너 B는 계속해서 등에 기댄 상태를 유지한다. 파트너 B는 팔꿈치를 접어 어깨에 고정을 시킨다.

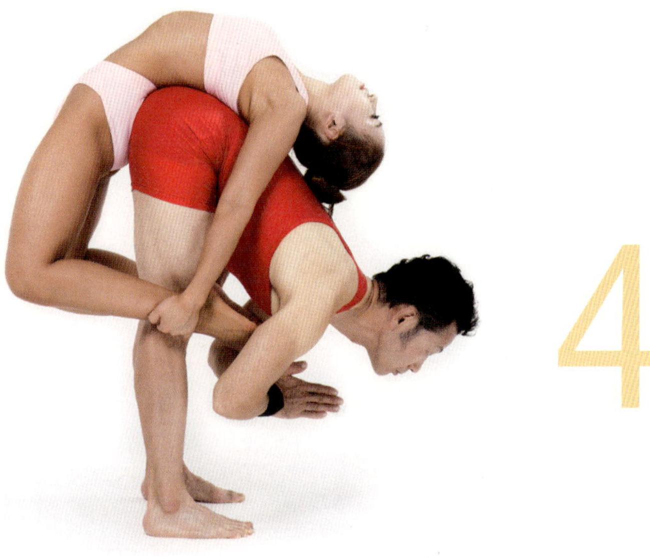

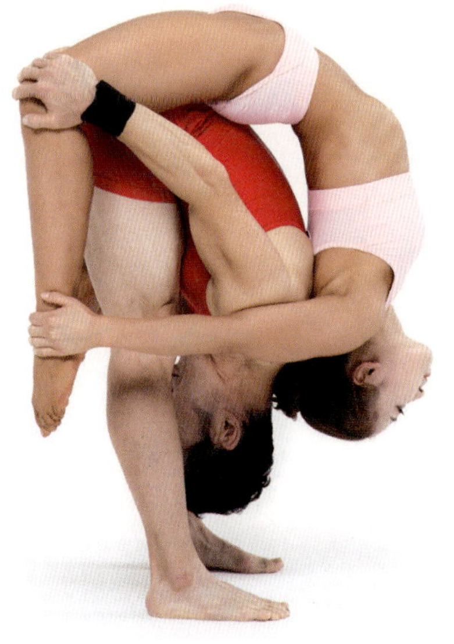

4 파트너 A는 몸을 더 앞으로 더 깊게 접은 후 손바닥을 맞대어 나마스칼 무드라(Namakar mudra) 포즈를 취한다. 이때 파트너 B는 다리를 뒤로 접어 손으로 발목을 잡는다.

5 파트너 A는 팔을 뻗어 B의 무릎을 잡고 머리는 다리 사이에 둔다. 이때 파트너 B는 더 깊게 스트레칭하여 최종 포즈를 취한다.

얼드바 바닥코나사나 Urdhva Baddakonasana

1 파트너 A는 무릎을 구부린 상태로 매트 위에 눕는다. 이때 파트너 B는 A에게 등을 보이는 방향으로 선다.

2 파트너 B는 A의 무릎을 잡을 수 있도록 몸을 앞으로 접는다.

3 파트너 A는 발을 B의 허벅지 위에 고정시키고 B를 들어올린다.

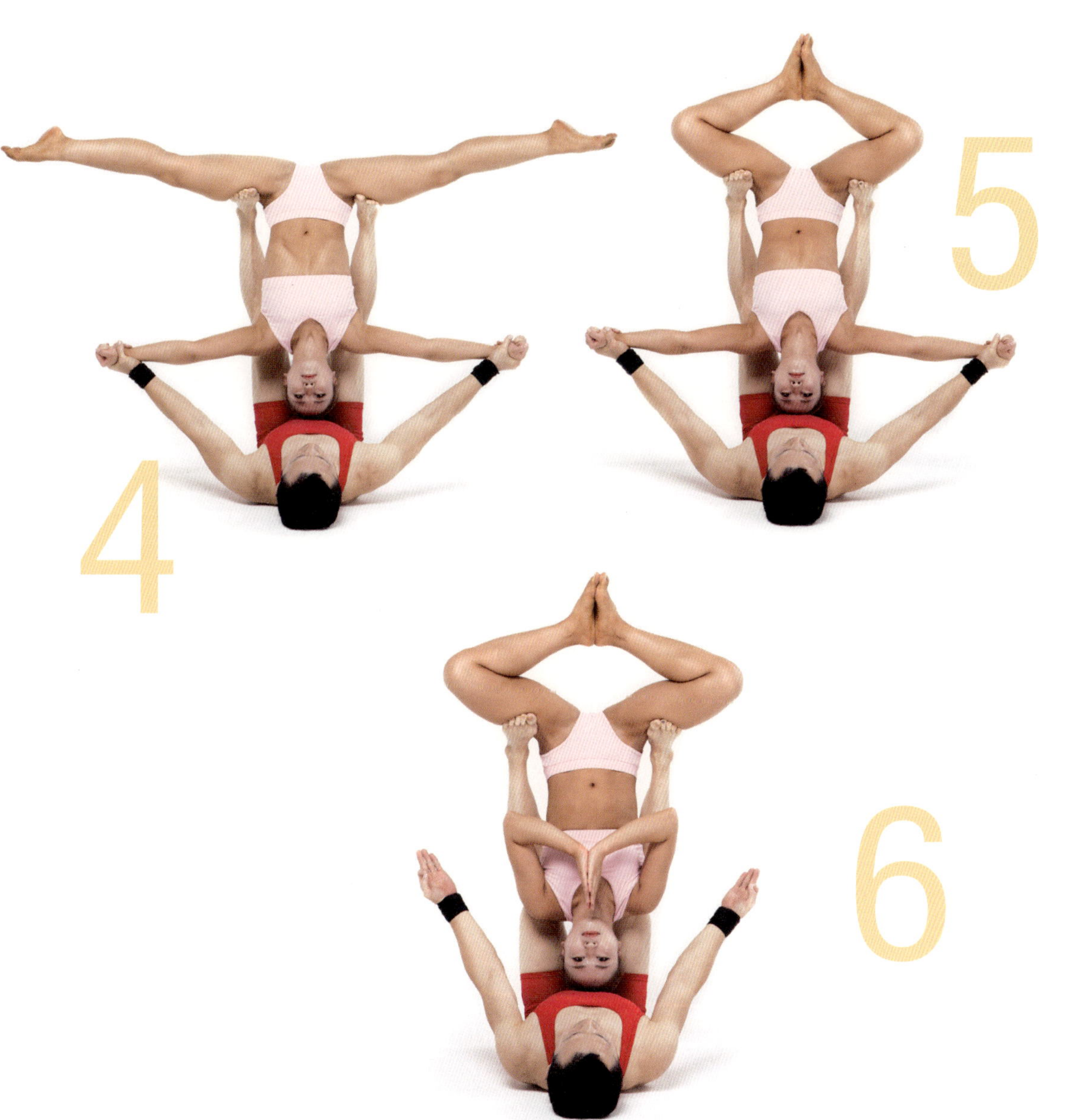

4 파트너 A와 B는 손을 잡고 양팔과 다리를 쭉 뻗는다.

5 파트너 B는 무릎을 접어 두 발이 맞닿도록 한다.

6 파트너 A는 팔을 몸 옆에 두고 친 무드라(Chin Mudra) 포즈를 취한다. 이때 파트너 B는 손바닥을 맞닿게 하여 나마스칼 무드라(Namaskar mudra) 포즈를 취한다.

브라마츠랴사나 Brahmachryasana

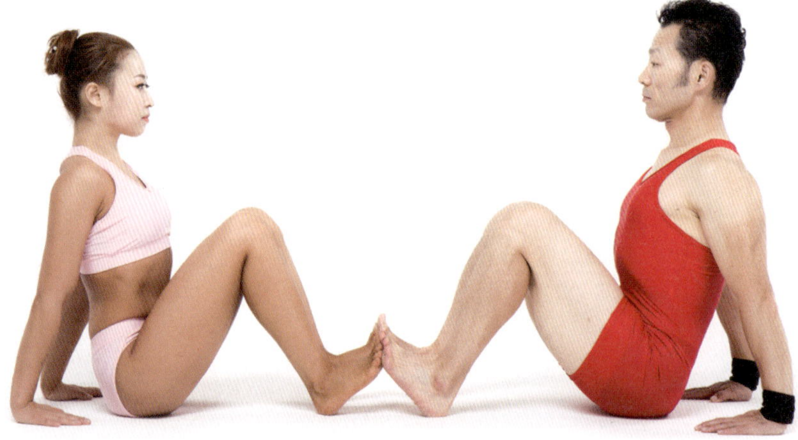

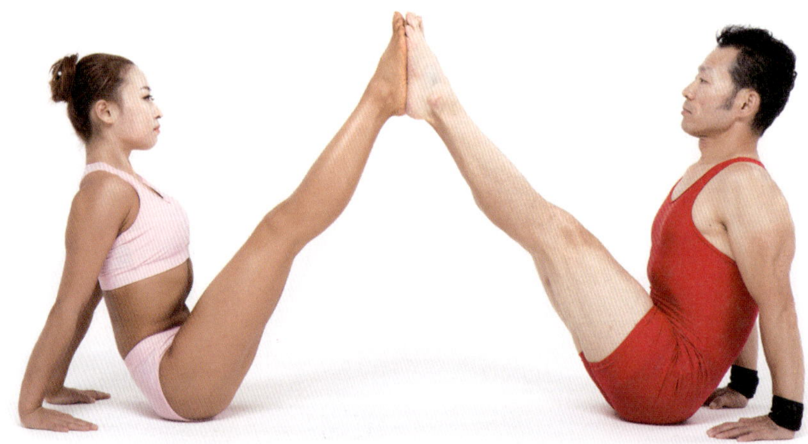

1 파트너 A와 B는 얼굴을 마주 본 채 매트 위에 앉는다. 이때 무릎은 구부리고 두 팔은 등뒤 바닥에 놓으며 손바닥이 아래를 향하도록 한다.

2 파트너 A와 B는 두 발을 맞대고 두 다리를 위로 쭉 뻗는다. 팔 또한 쭉 편 상태에서 시선은 발을 본다.

3

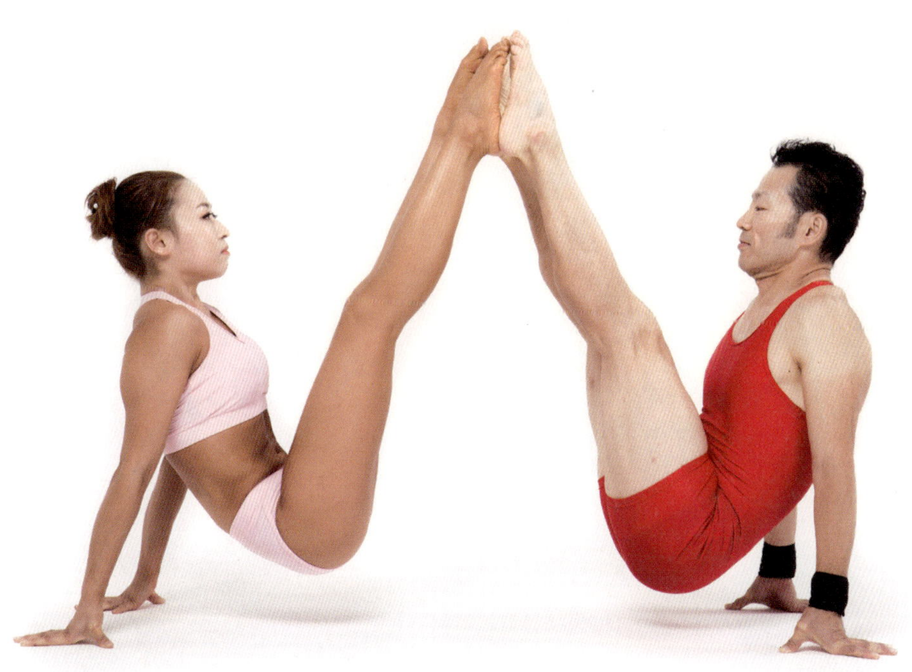

3 파트너 A와 B는 매트 위로 힙을 들어올리며 최종 포즈를 취한다.

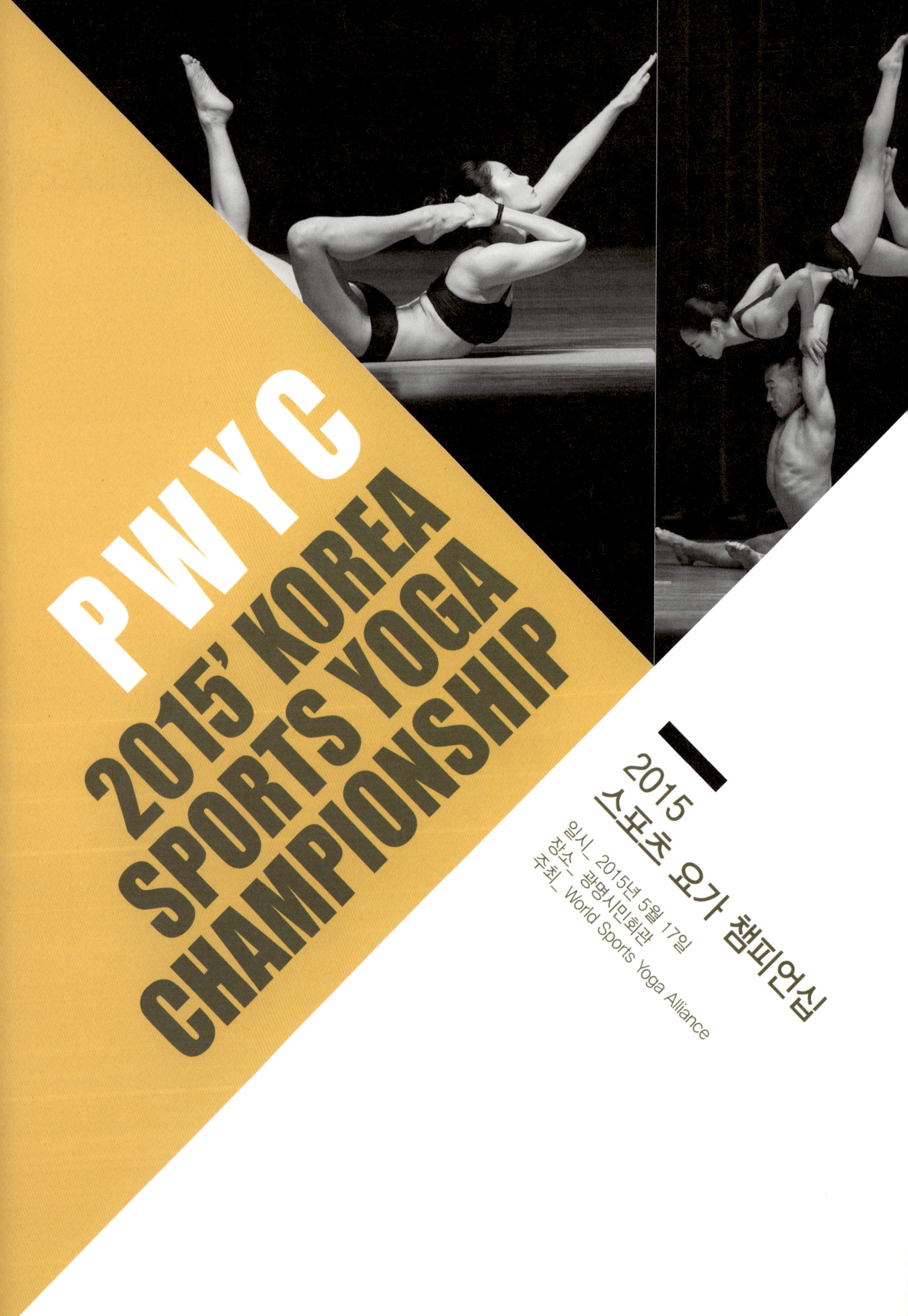
PWYC
2015' KOREA
SPORTS YOGA
CHAMPIONSHIP
2015
스포츠 요가 챔피언십
일시_ 2015년 5월 17일
장소_ 광명시민회관
주최_ World Sports Yoga Alliance

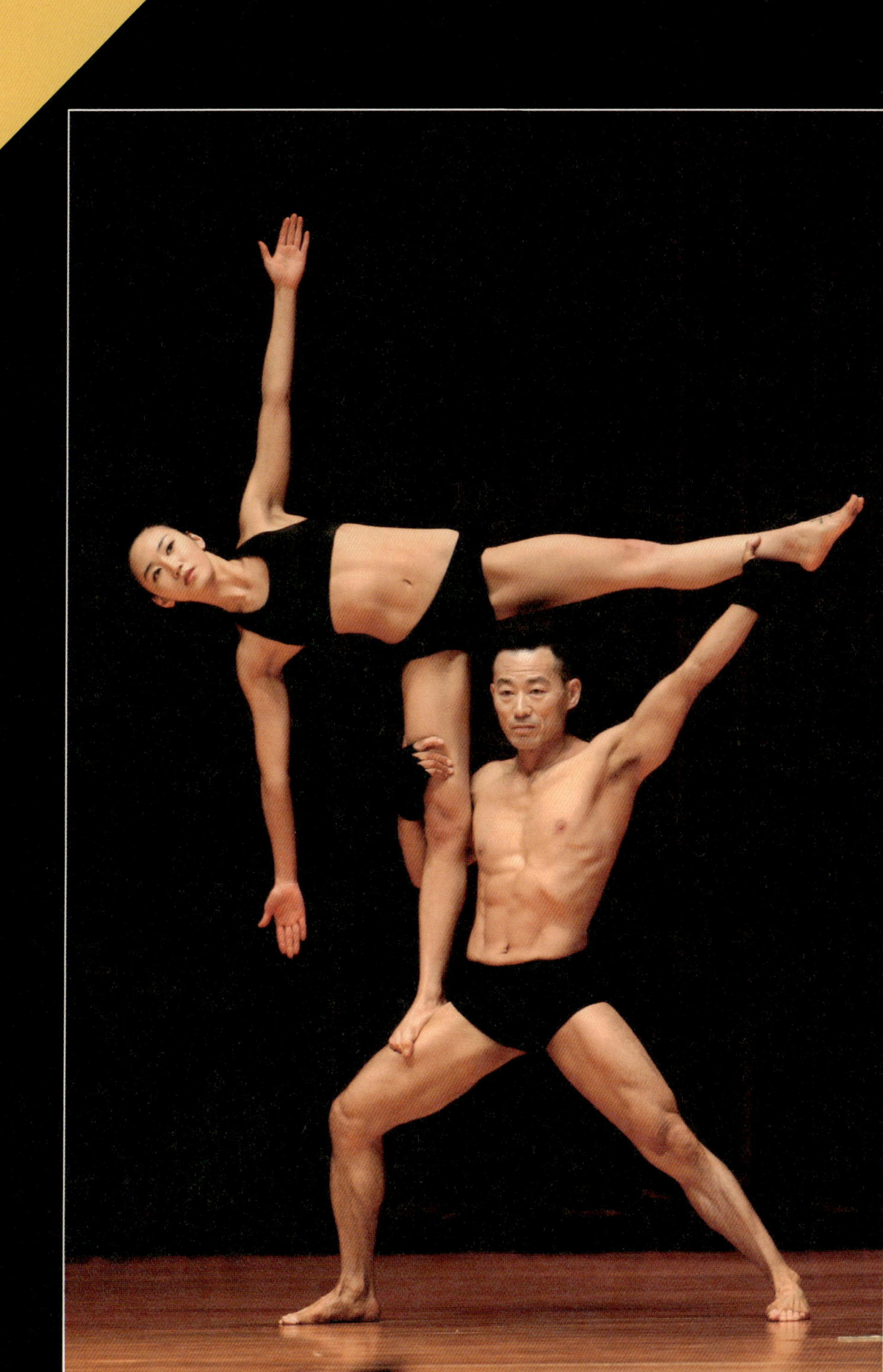

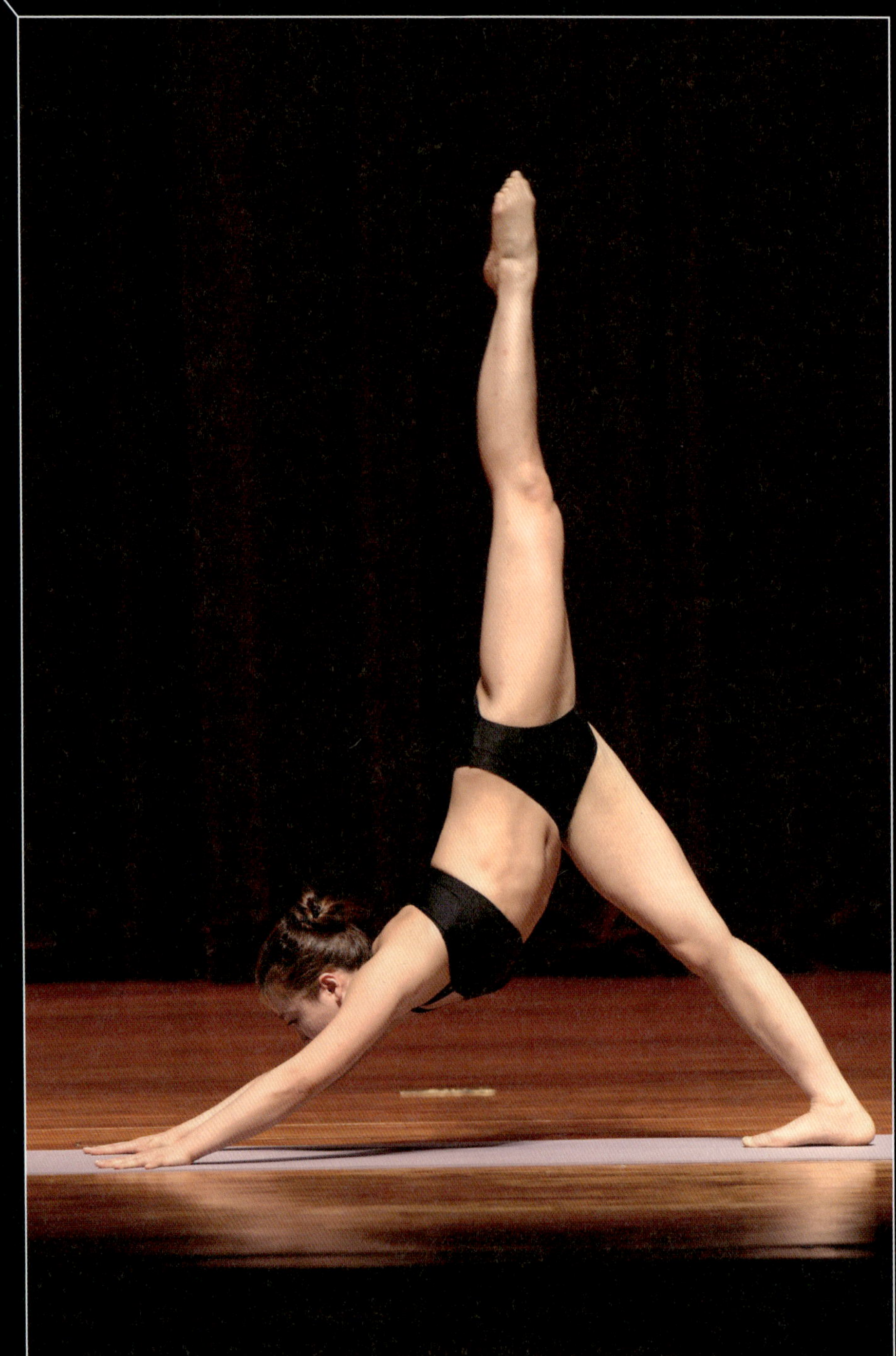

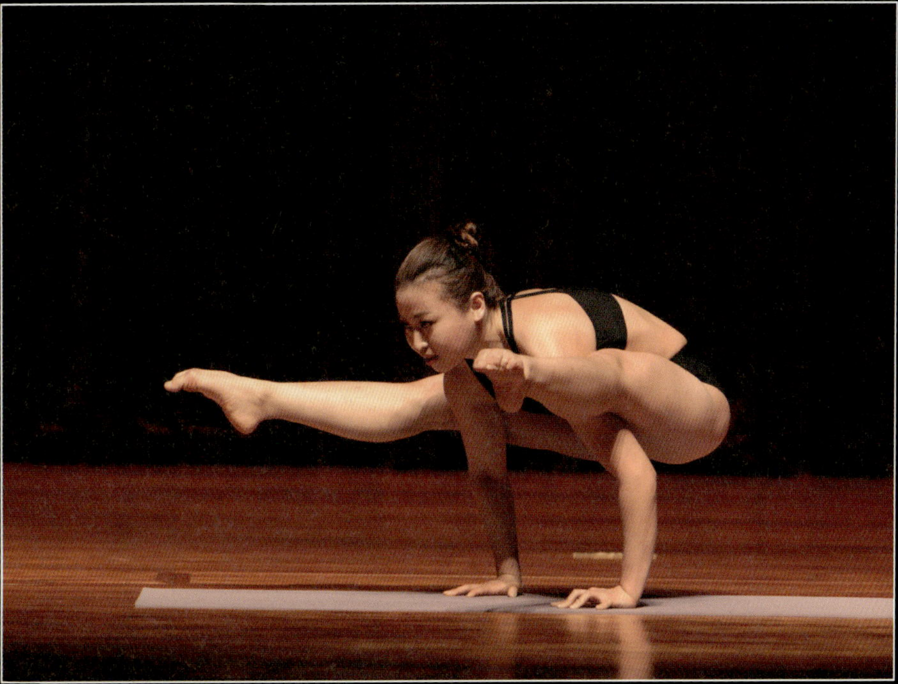

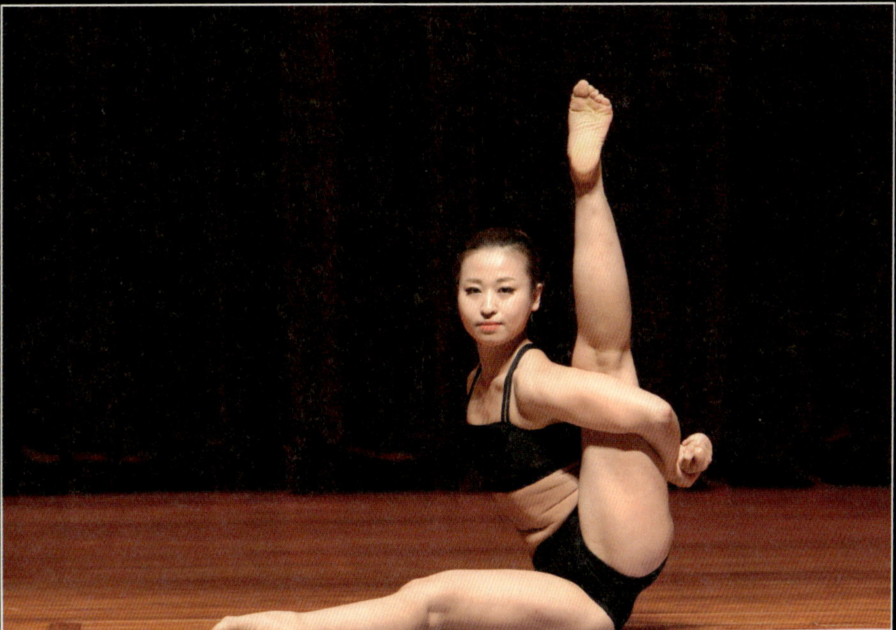

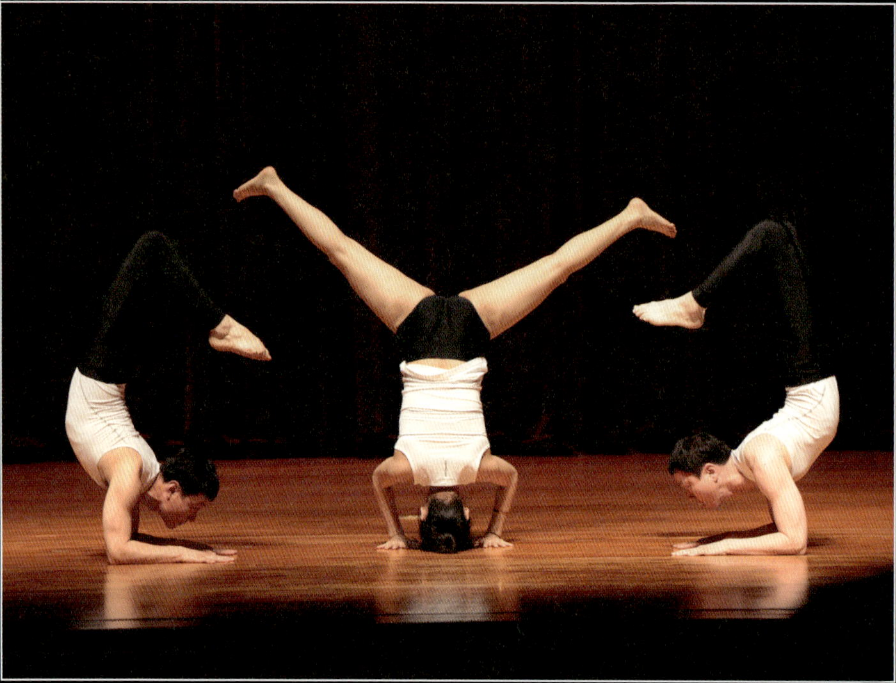

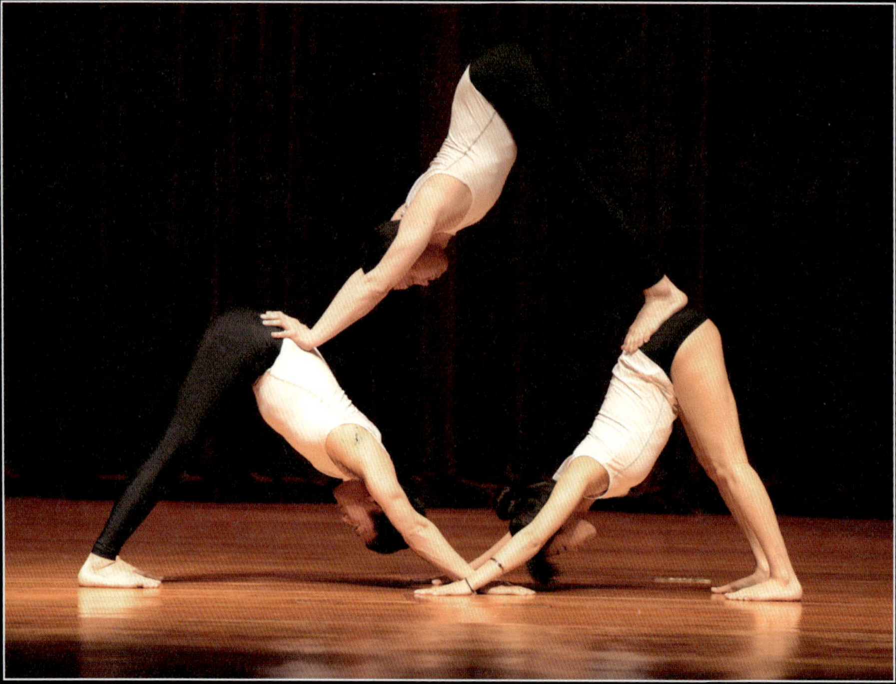

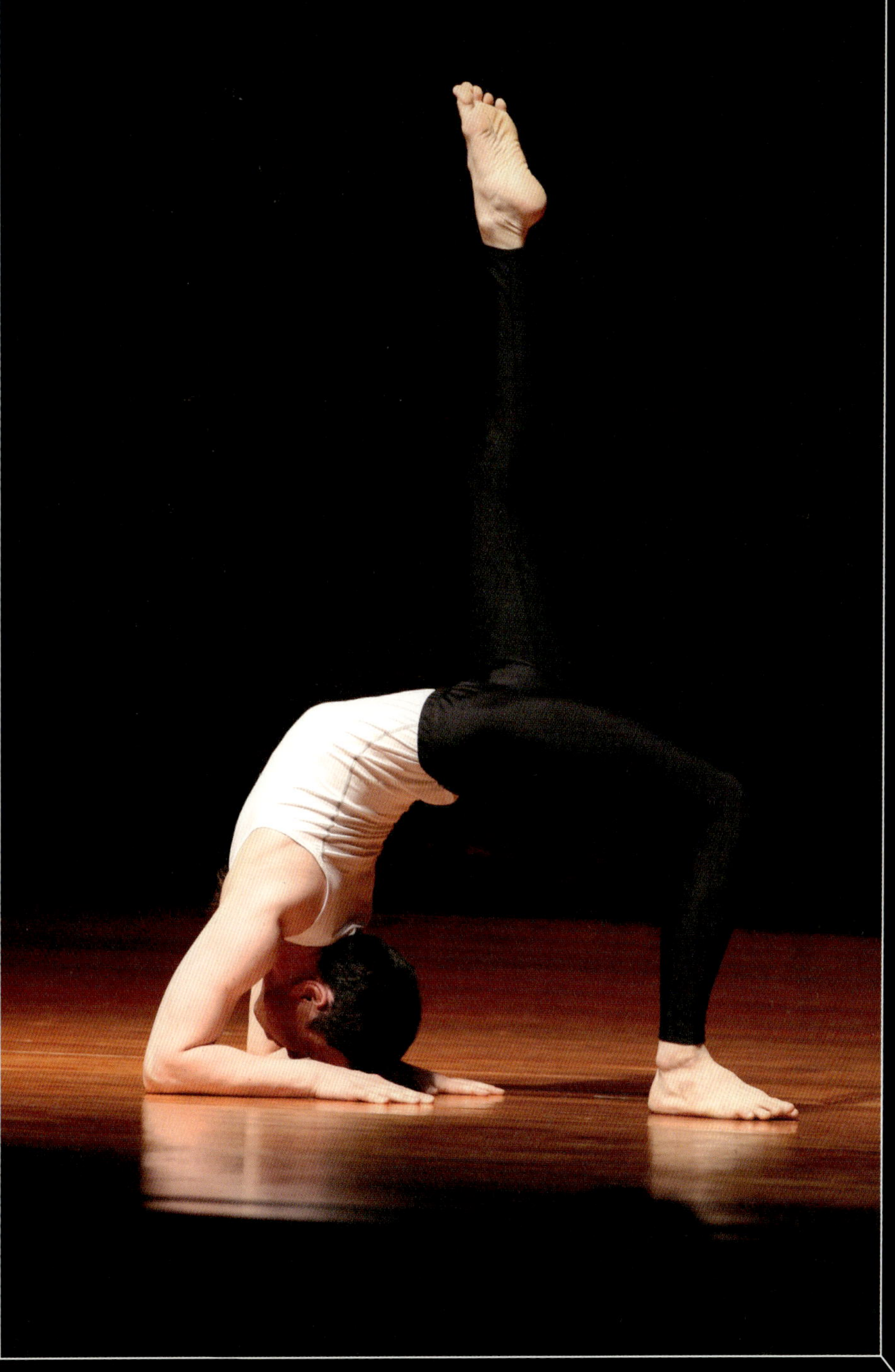

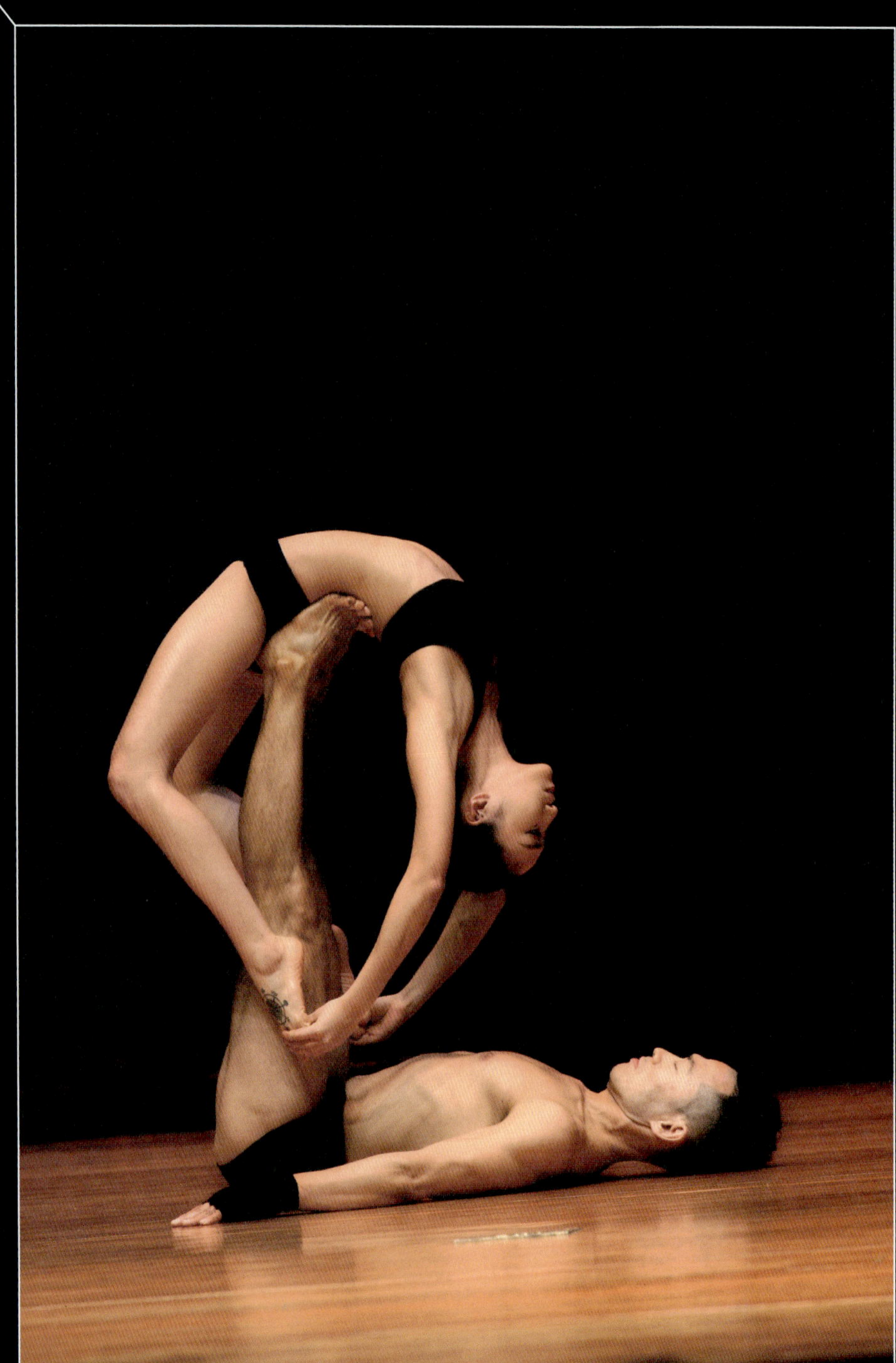
PWYC
2015' KOREA SPORTS YOGA CHAMPIONSHIP

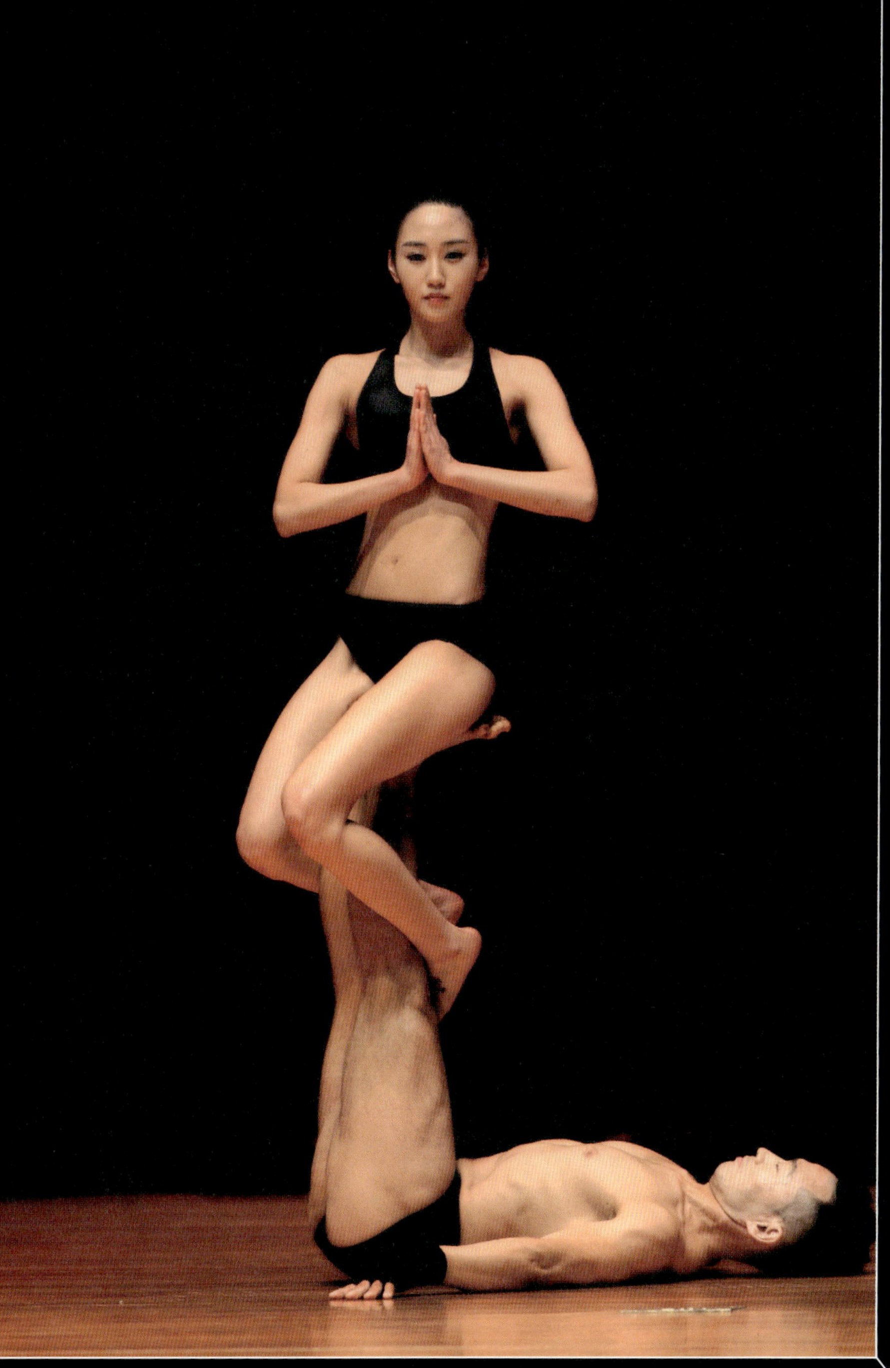

PWYC
2015' KOREA SPORTS YOGA CHAMPIONSHIP

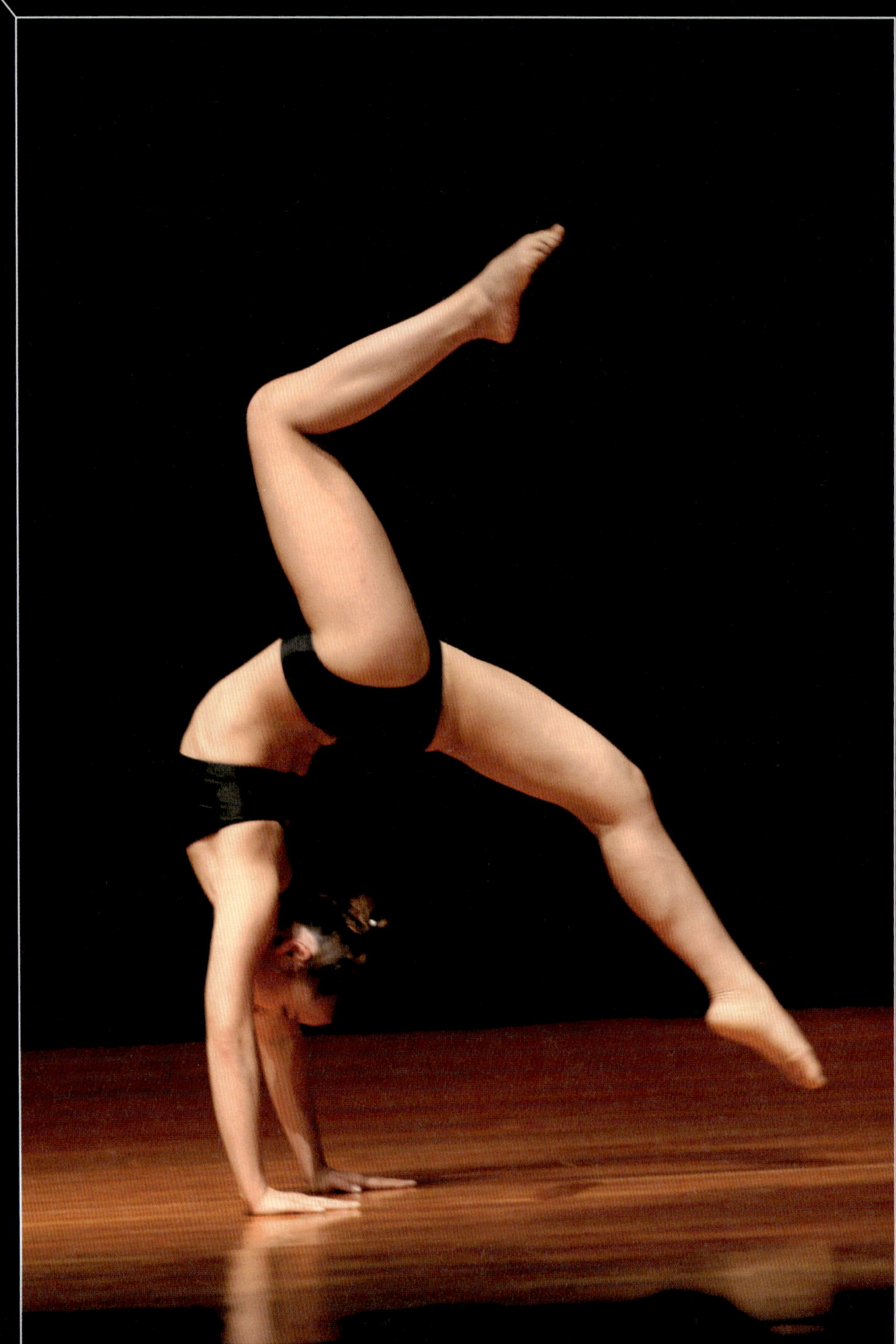

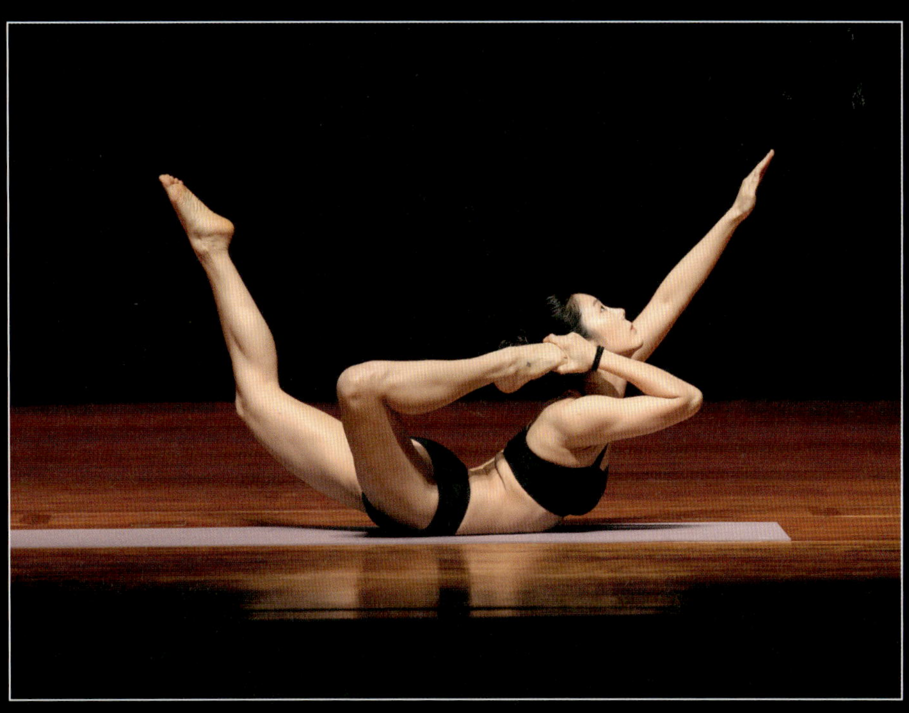

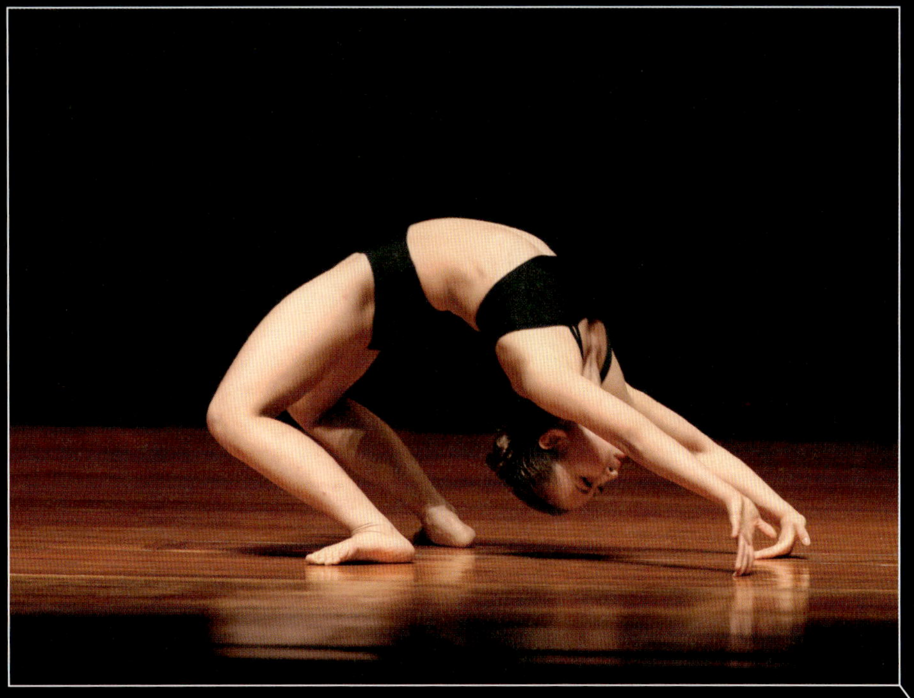

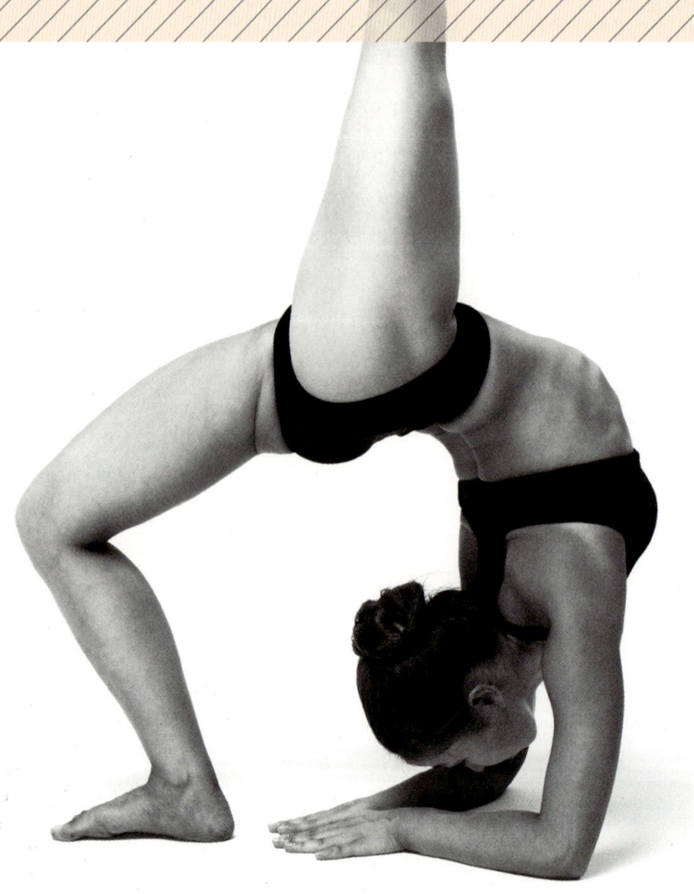

바쁜 현대인들을 위한 맞춤 요가!
신체와 정신의 균형을 빠르게 체험할 수 있는
스포츠 요가 싱글 동작입니다.

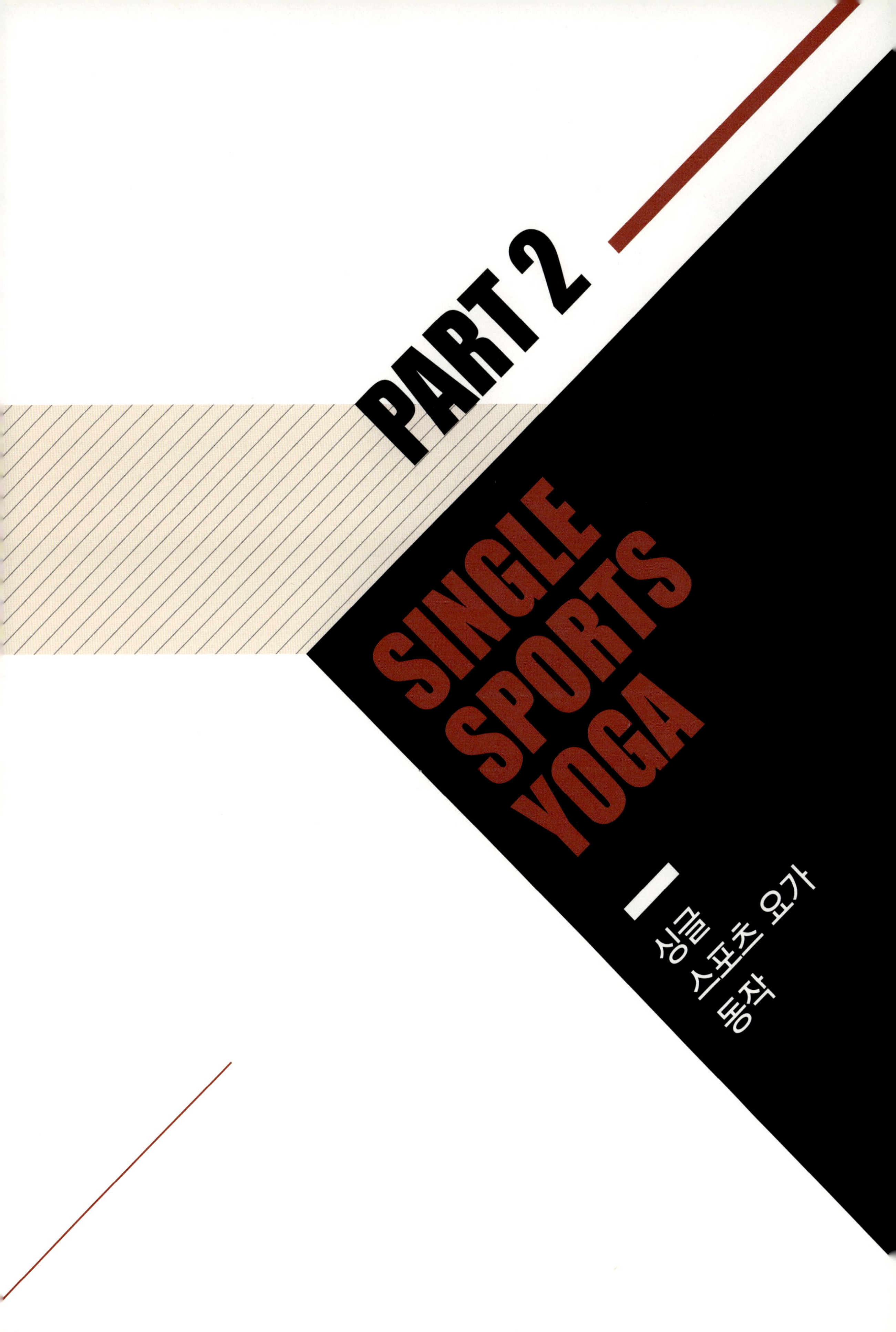

PART 2
SINGLE SPORTS YOGA
싱글 스포츠 요가
동작 시작

띠루빅크라마사나 Thiruvikramasana
Lord Shiva's Terrific Dance Pose

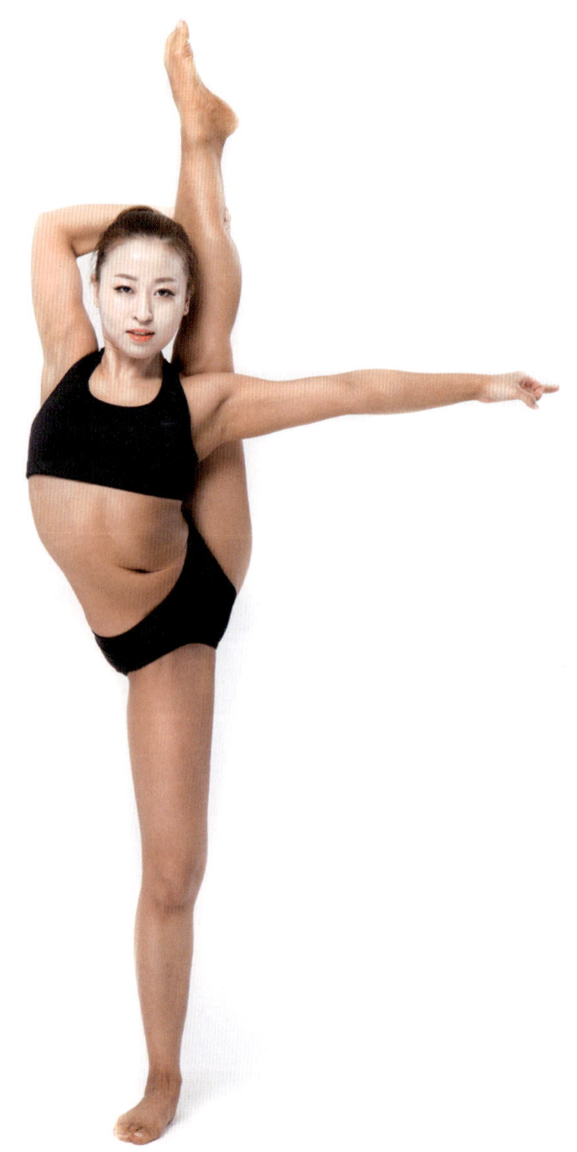

울드바 프라사리타 익카파다사나 Urdhva Prasarita Ekapadasana
One Leg Extended Forward Bend Pose
웃띠타 이카 파다 아드호 무카 스바나사나 Utthita Eka Pada Adho Muka Svanasana
One Leg Raised Up Downward Facing Dog Pose

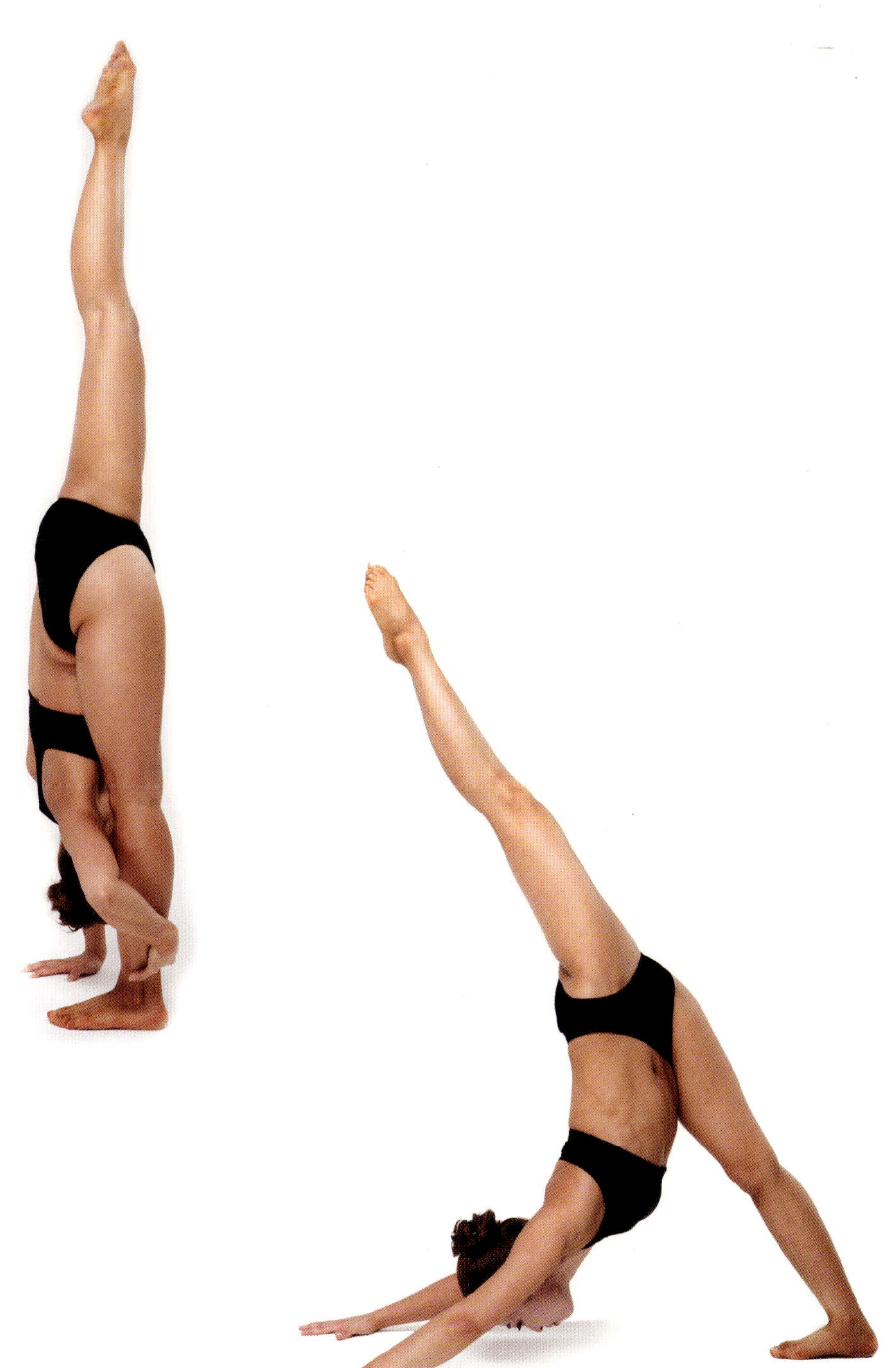

웃띠타 하스따 파다 웃타나사나 Utthita Hastha Pada Uttanasana
Extended Hand to Foot Stretch Pose

파리벌타 프라사리타 파돗타나사나 Parivrtta Prasarita Padottanasana
Revolved Wide Angle Forward Bend Pose

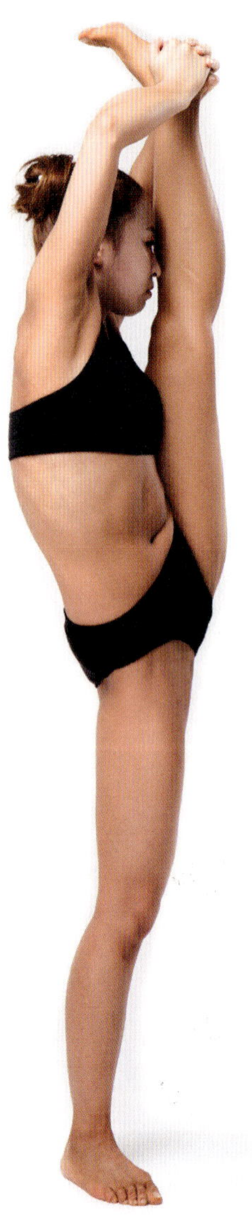

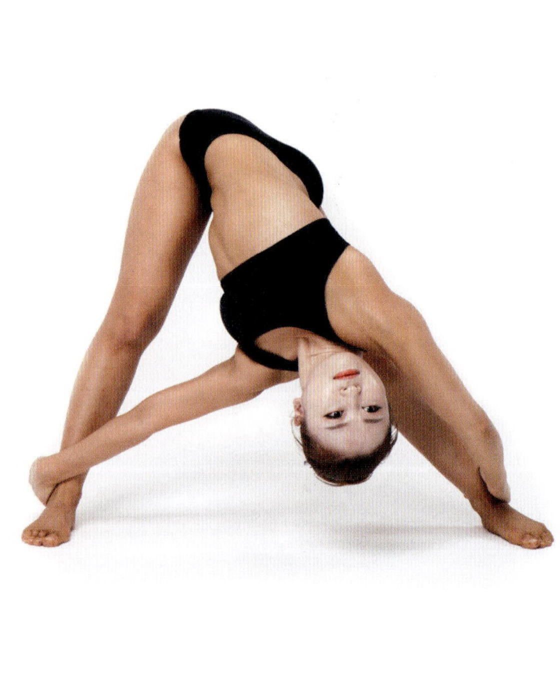

푼나키사라사나 Punnakeesarasana
Sage Punnakeesar Pose

프라사리타 파돗타나사나 Prasarita Padottanasana
Wide Angle Standing Forward Bend Pose

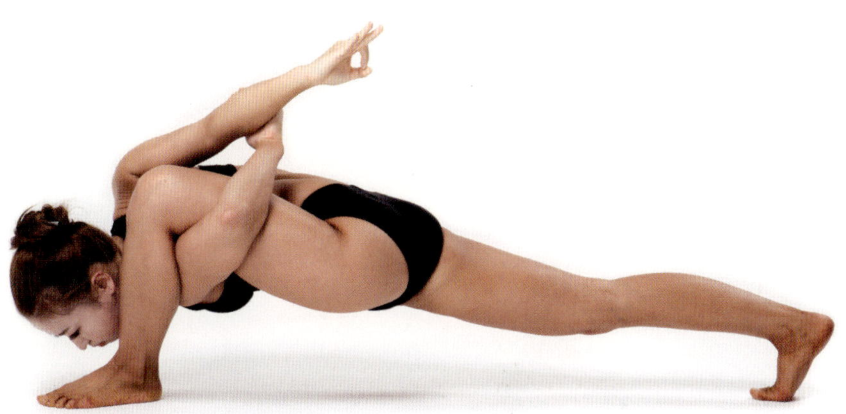

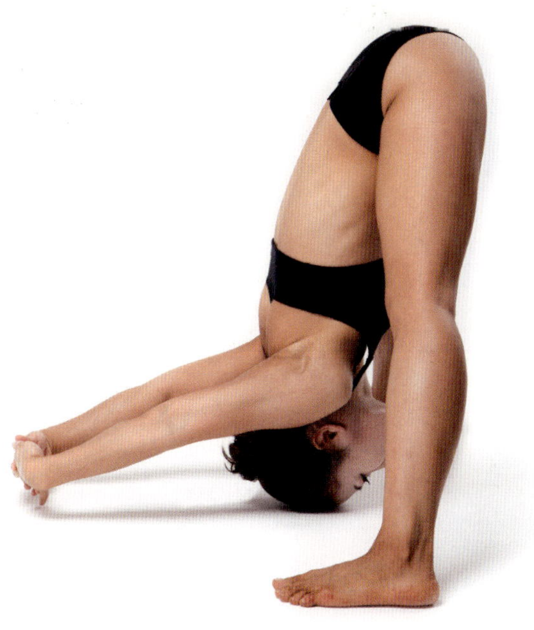

124

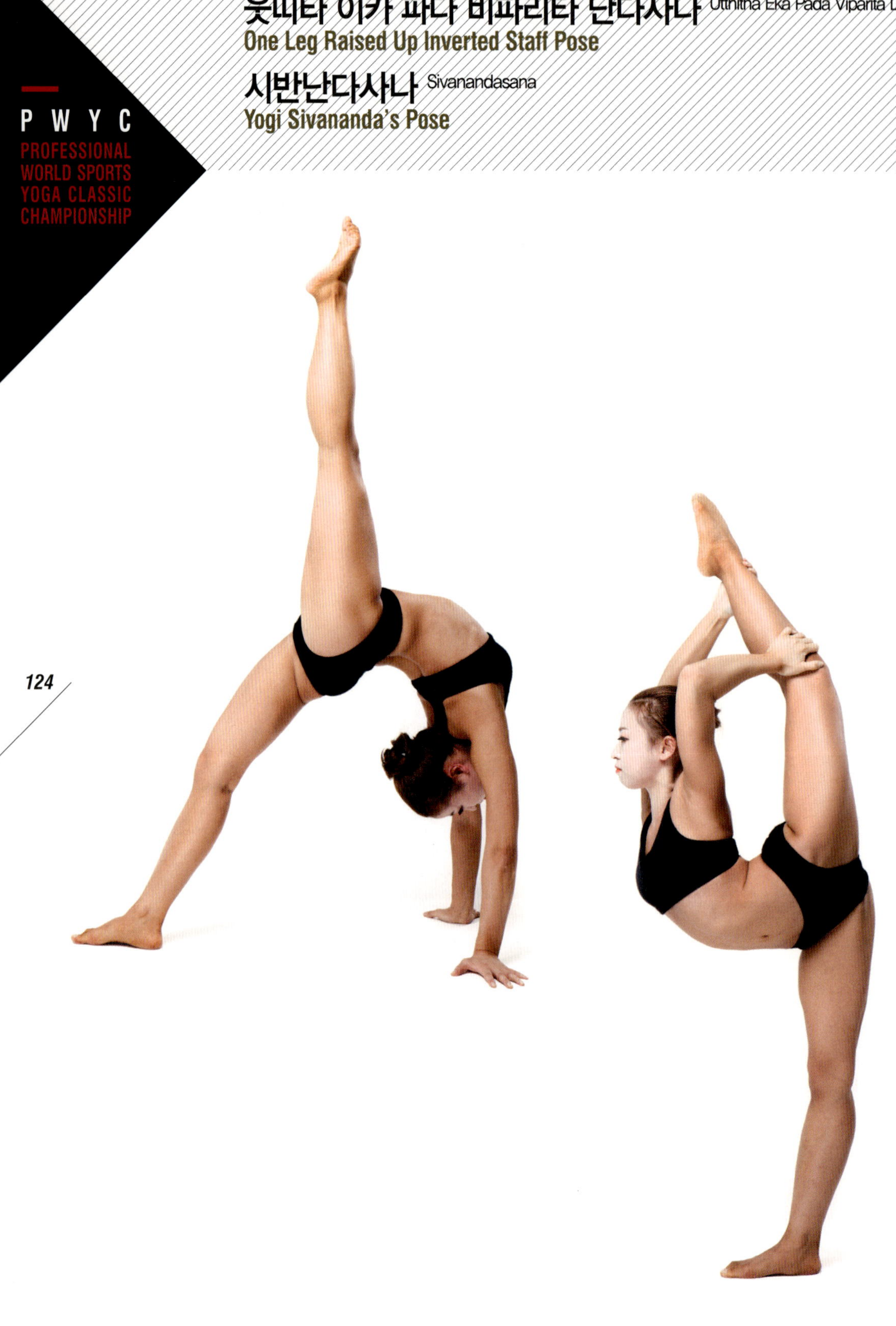

시바딴다바사나 Shivathandavasana
Lord Shiva's Dancing Pose

에카파다 비파리타 단다사나 Ekapada Viparita Dandasana
One Leg Inverted Staff Pose

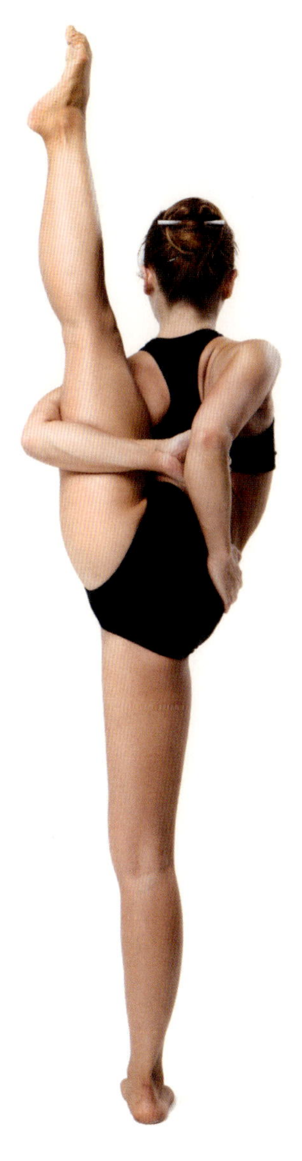

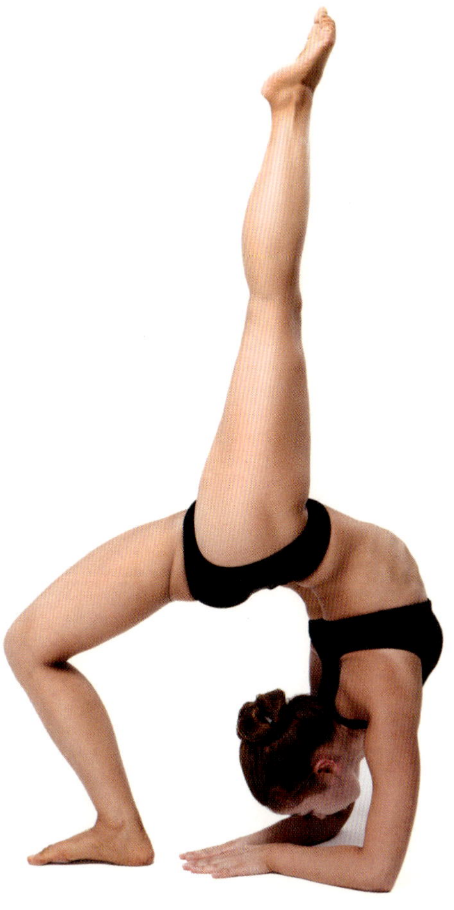

비-라사나 Veerasana
Warrior Pose

바드하파다 악칼나 드하누라사나 Baddhapada Akarna Dhanurasana
Bound Leg Archer Pose

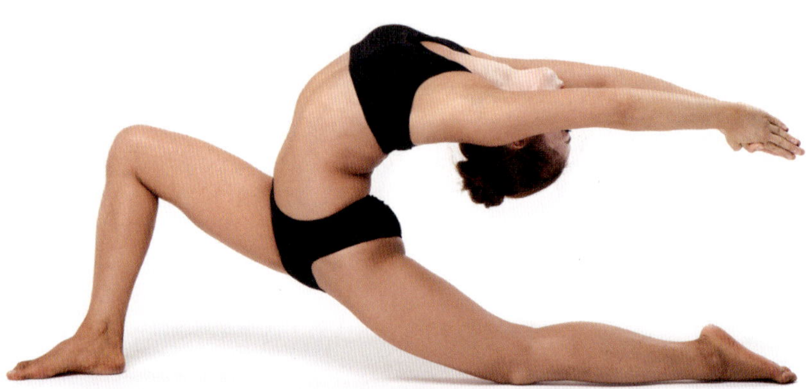

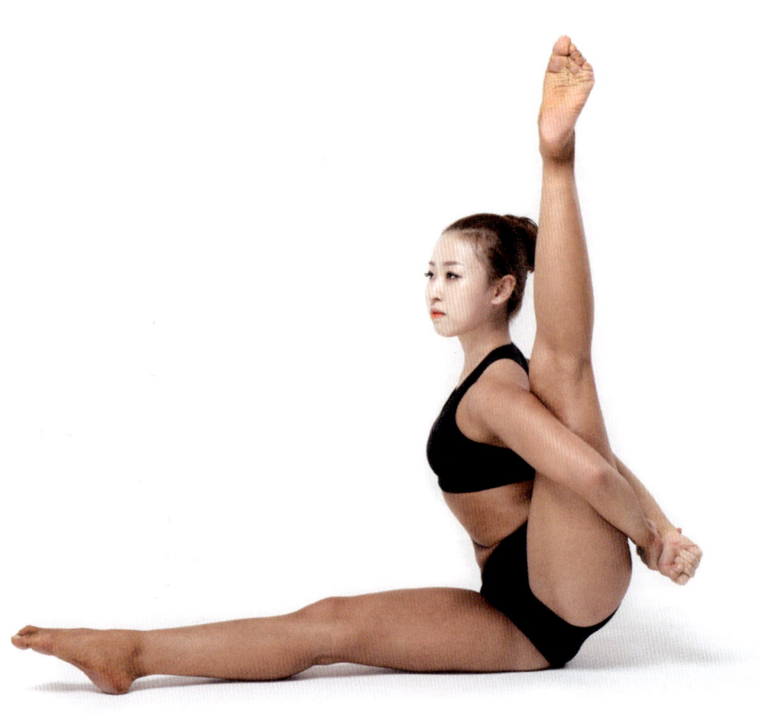

웃트리파다 실사 사마코나사나 Utripada Sirsa Samakonasana
Tripod Head Stand Same Angle Pose

프라사리타 파다 파스치모타나사나 Prasarita Pada Paschimottanasana
Feet Spread Out Forward Bend Pose

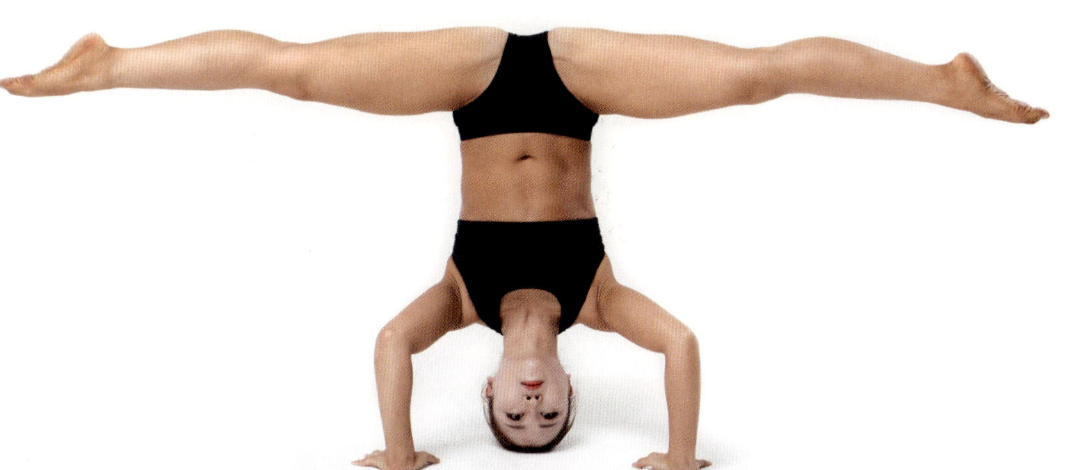

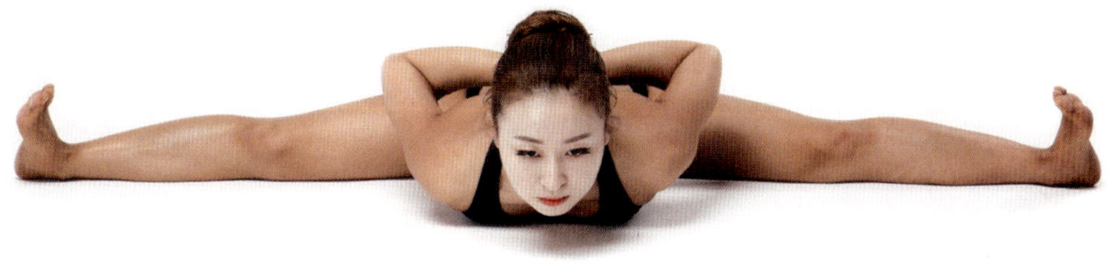

숩타 하스따 파돗타나사나 Supta Hastha Padottanasana
Reclined Intense Leg Stretch Pose

이카 파다 세뚜반드하 살방가사나 Eka Pada Sethubandha Sarvangasana
One Leg Stretched Up Bridge Pose

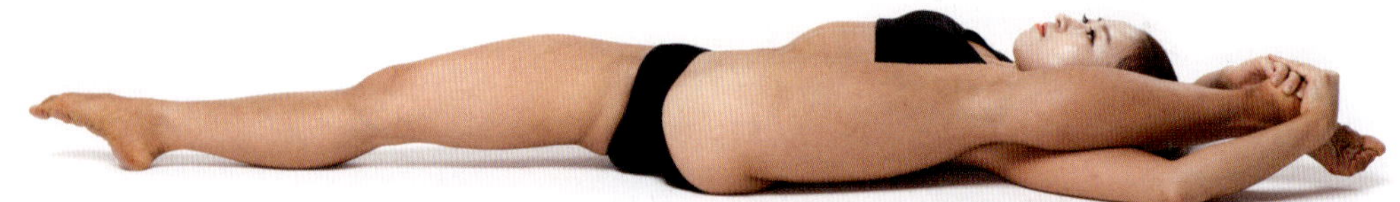

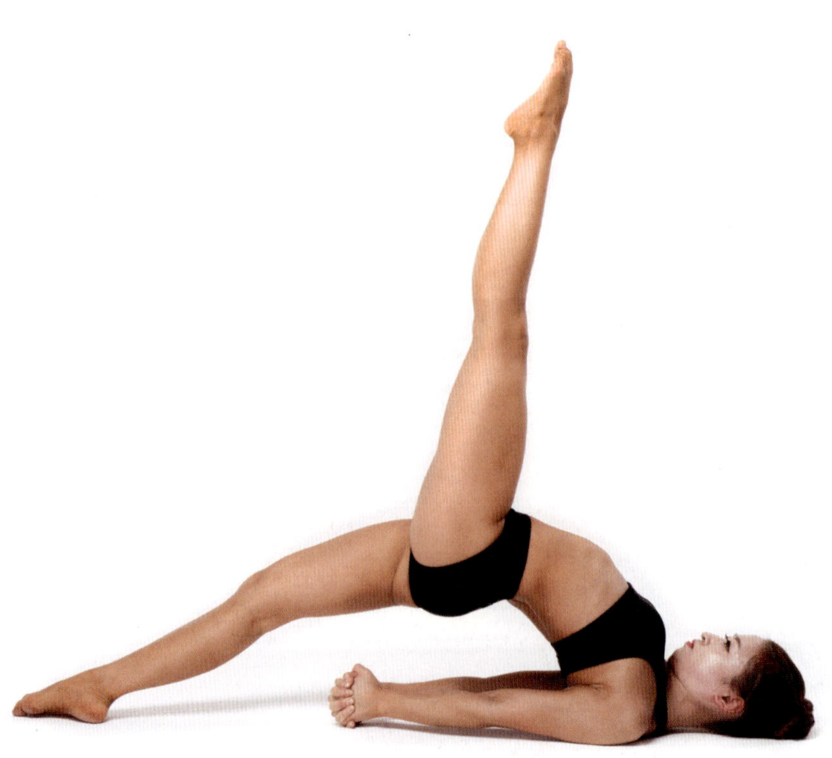

웃트리파다 실사 사마코나사나 Utripada Sirsa Samakonasana
Tripod Head Stand Same Angle Pose

웃띠타 이카 파다 아드호 무카 스바나사나 Utthita Eka Pada Adho Muka Svanasana
One Leg Raised Up Downward Facing Dog Pose

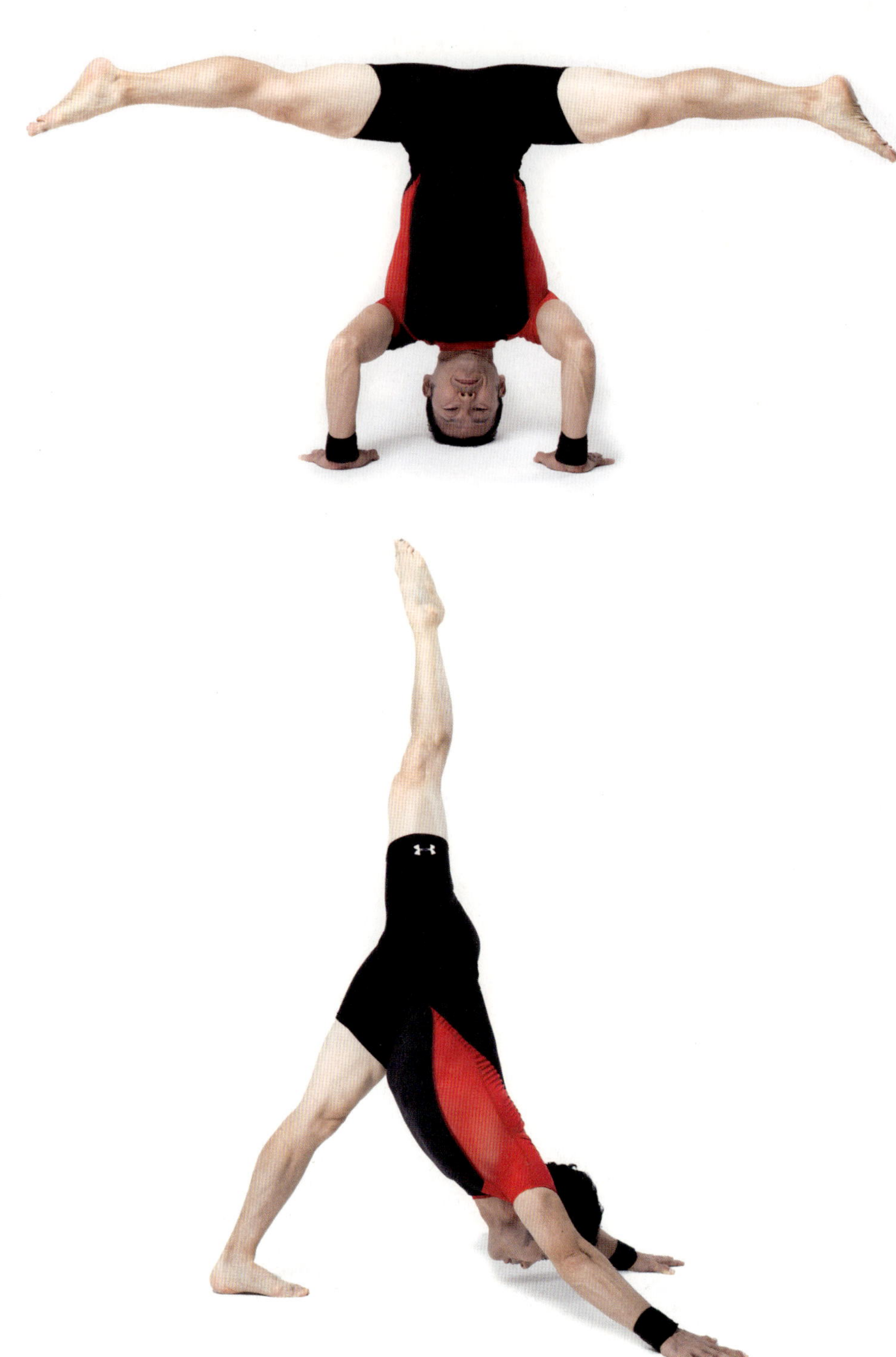

비-라사나 Veerasana
Warrior Pose

팔스바 알드하 바카사나 Parsva Ardha Bakasana
Side Crane Pose

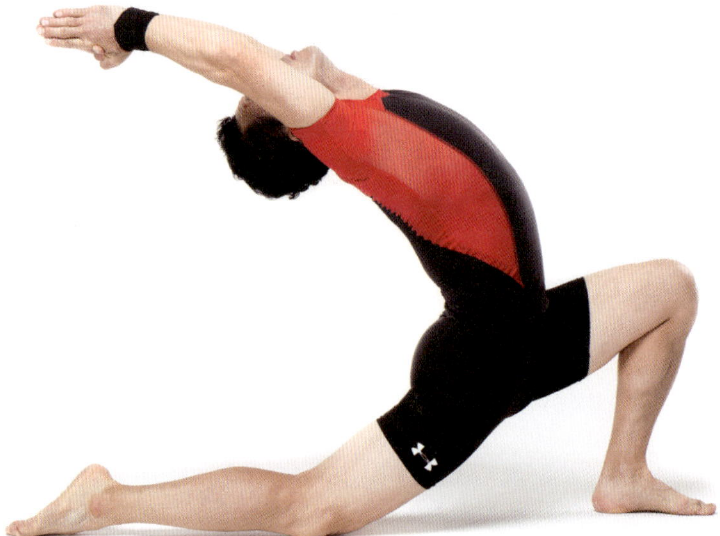

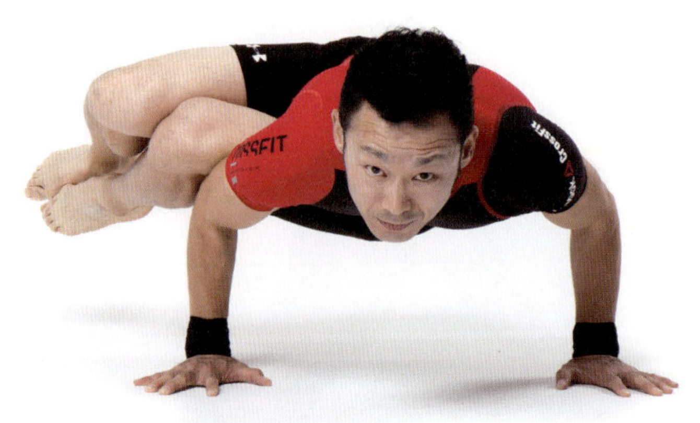

살람바 실사사나 Salamba Sirsasana
Supported Head Stand Pose

웃띠타 쿨마사나 Utthita Koormasana
Raised Tortoise Pose

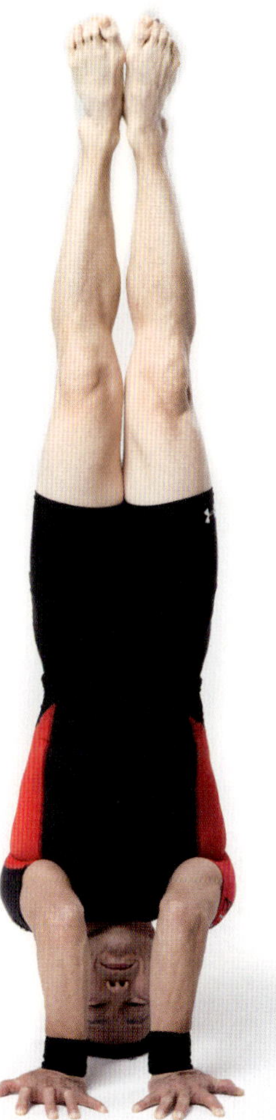

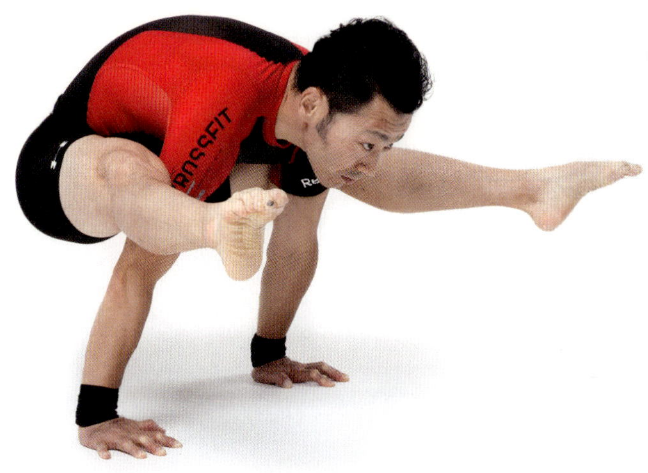

이카 파다 코운딘야사나 Eka Pada Koundinyasana
One Leg Saga Koundinya Pose

바드하파다 악칼나 드하누라사나 Baddhapada Akarna Dhanurasana
Bound Leg Archer Pose

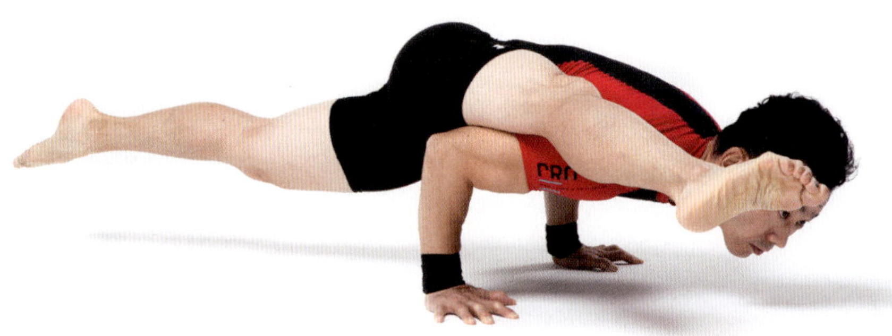

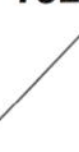

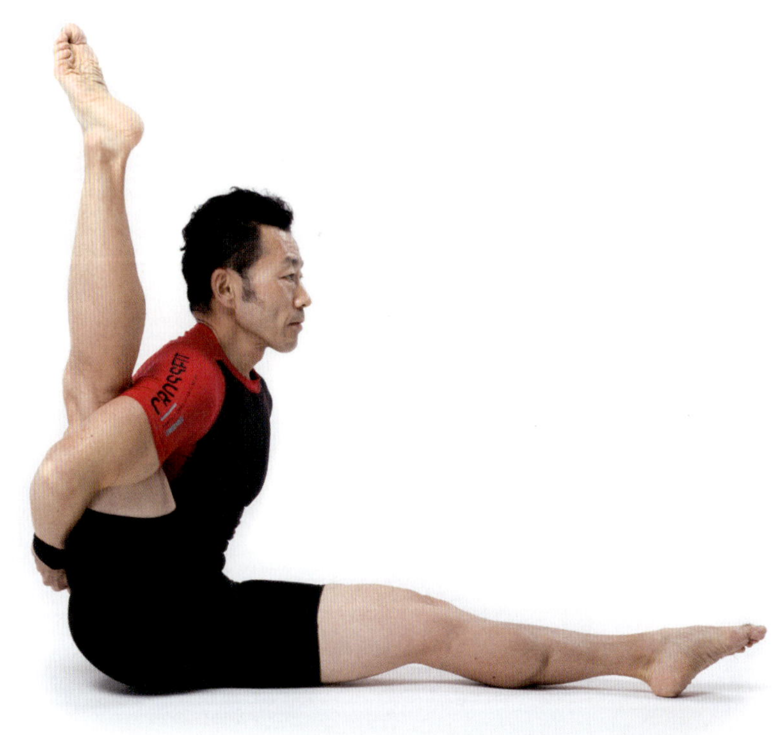

숩타 쿨마 안잘리아사나 Supta Koorma Anjaliasana
Reclined Tortoise Prayer Pose

숩타 하스따 파돗타나사나 Supta Hastha Padottanasana
Reclined Intense Leg Stretch Pose

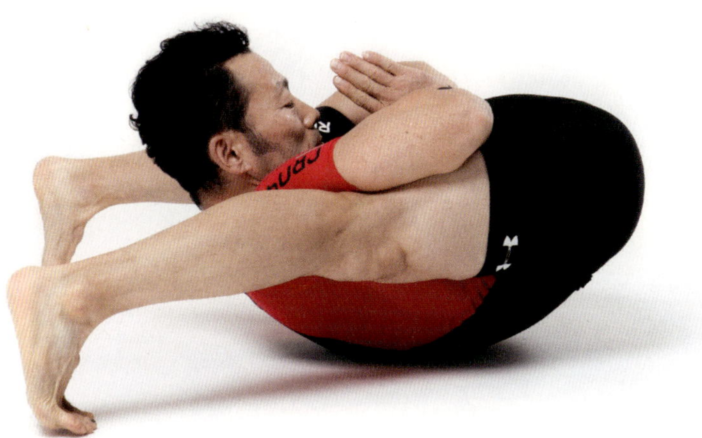

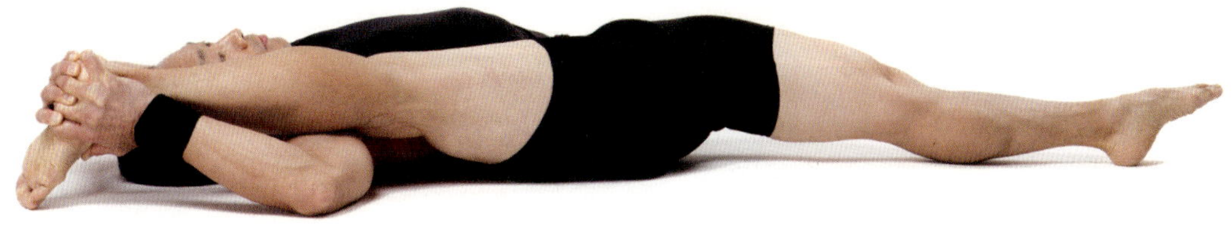

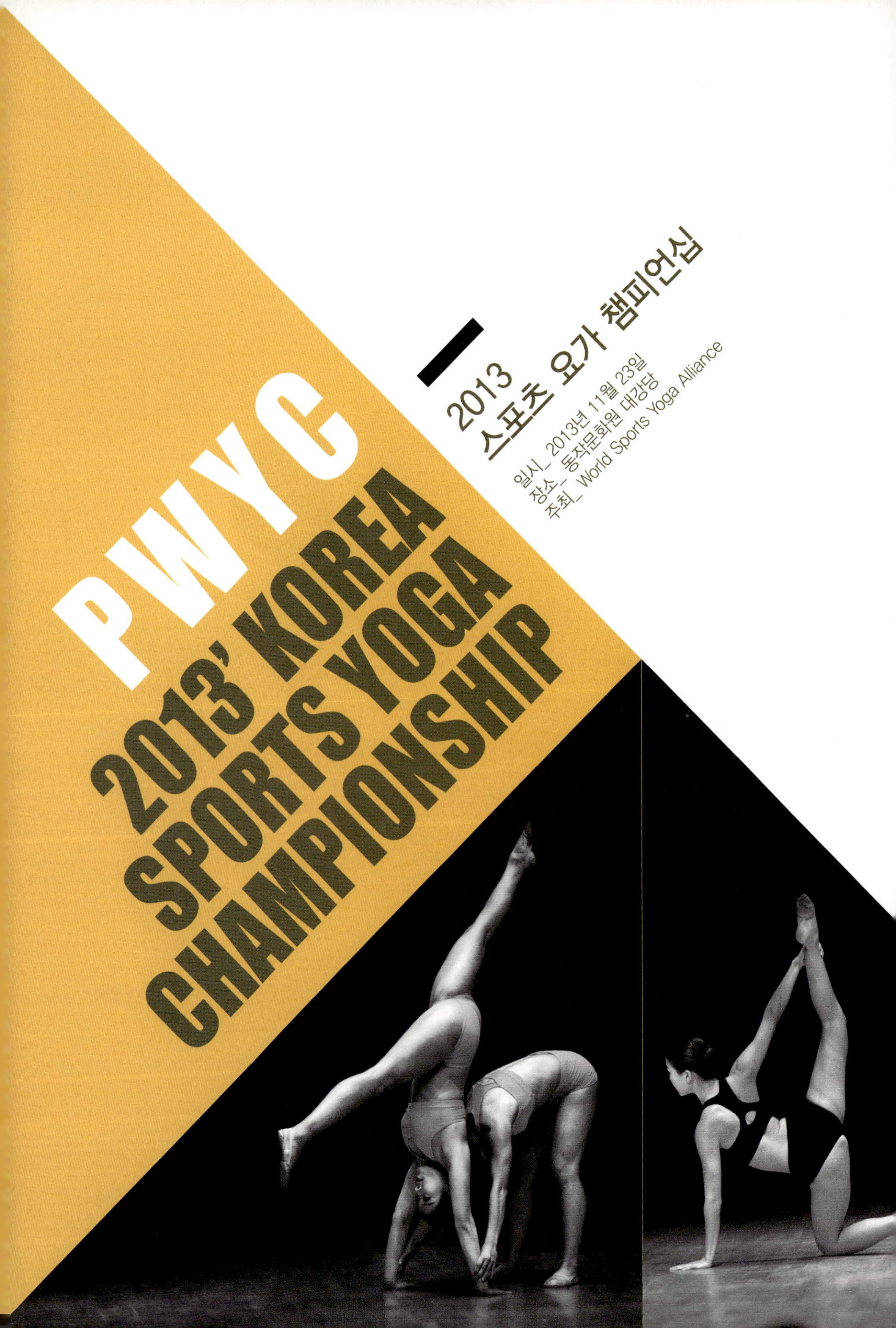
PWYC
2013' KOREA
SPORTS YOGA
CHAMPIONSHIP
2013
스포츠 요가 챔피언십
일시_ 2013년 11월 23일
장소_ 동작문화원 대강당
주최_ World Sports Yoga Alliance

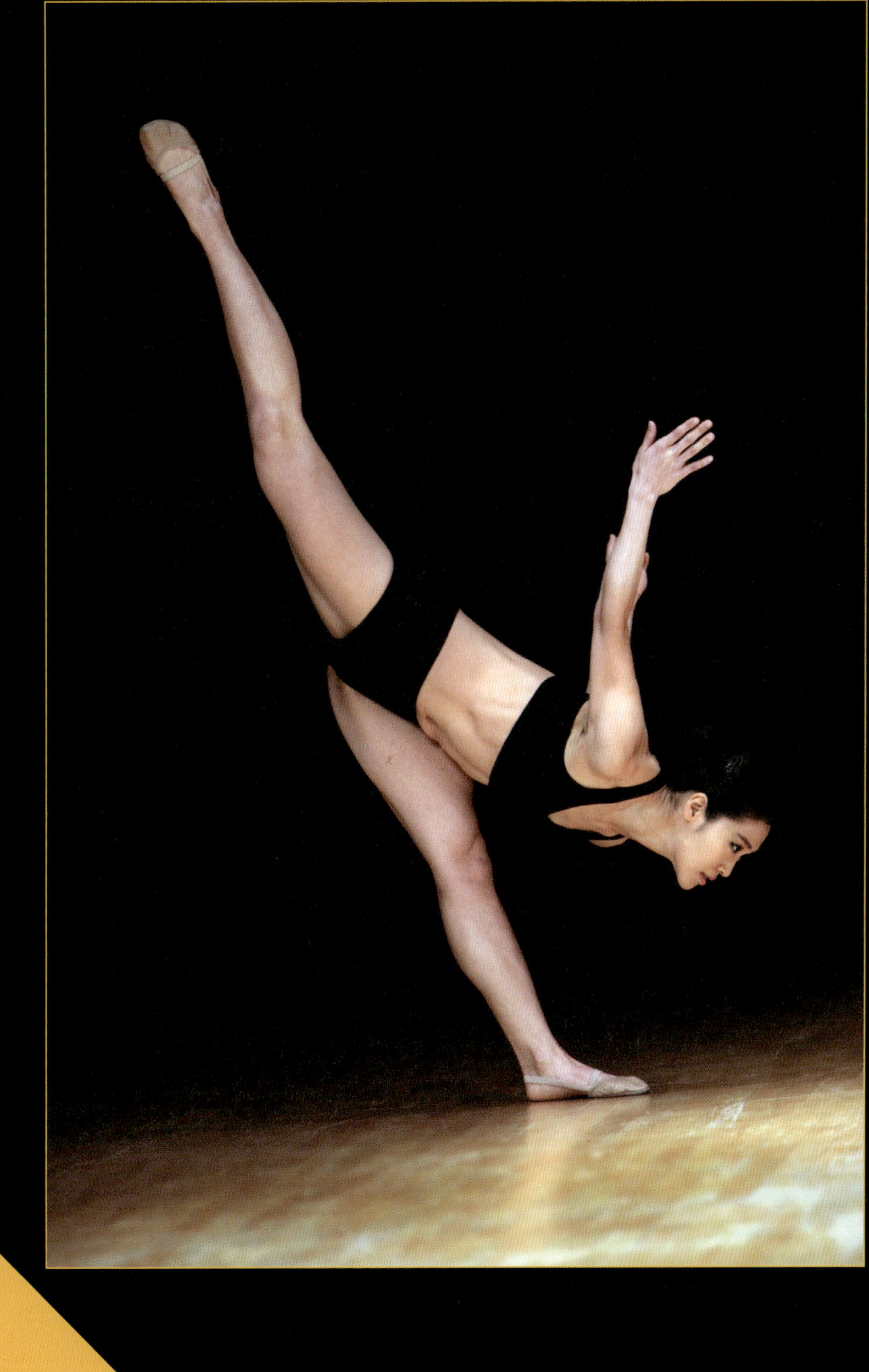

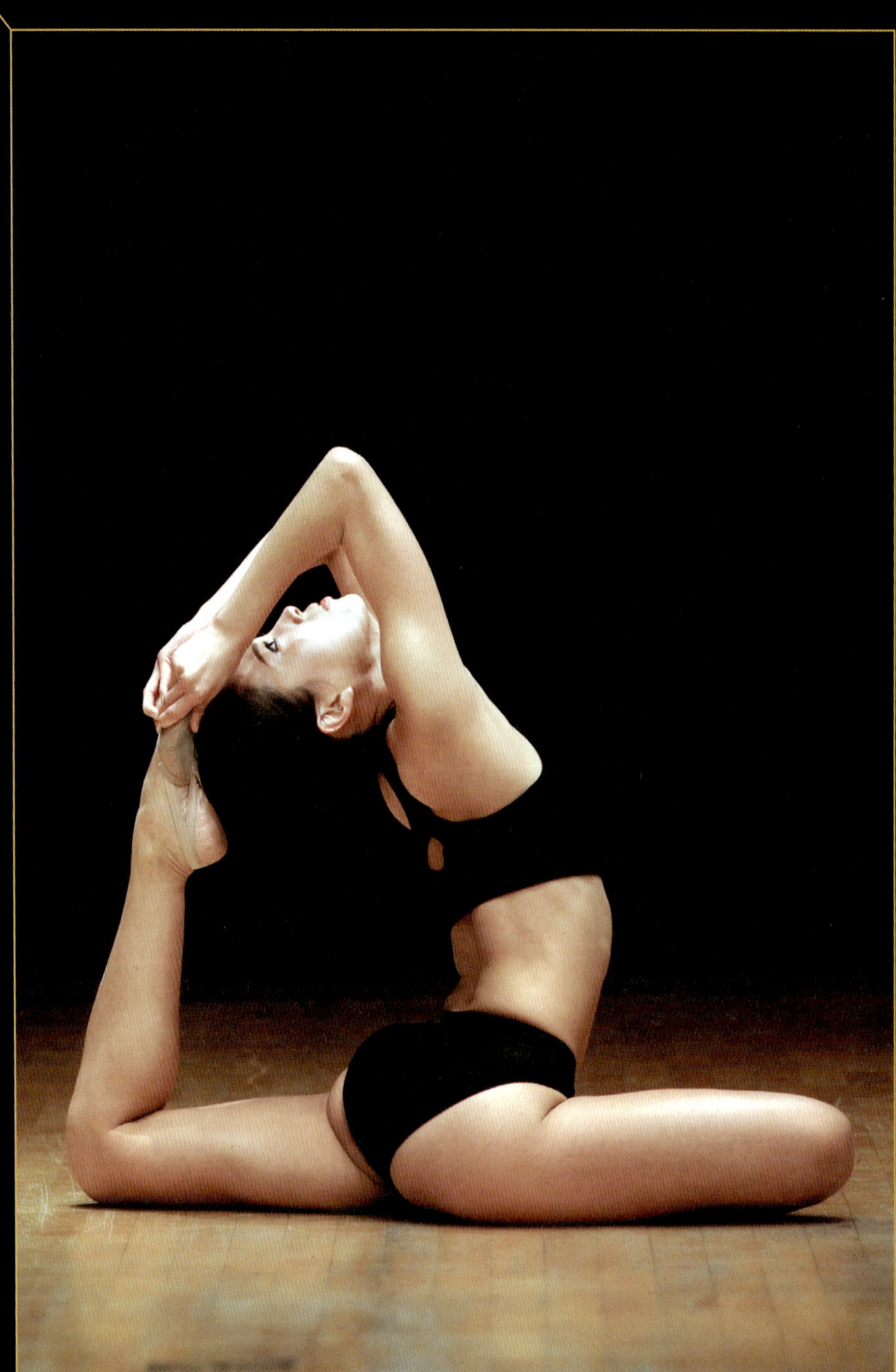

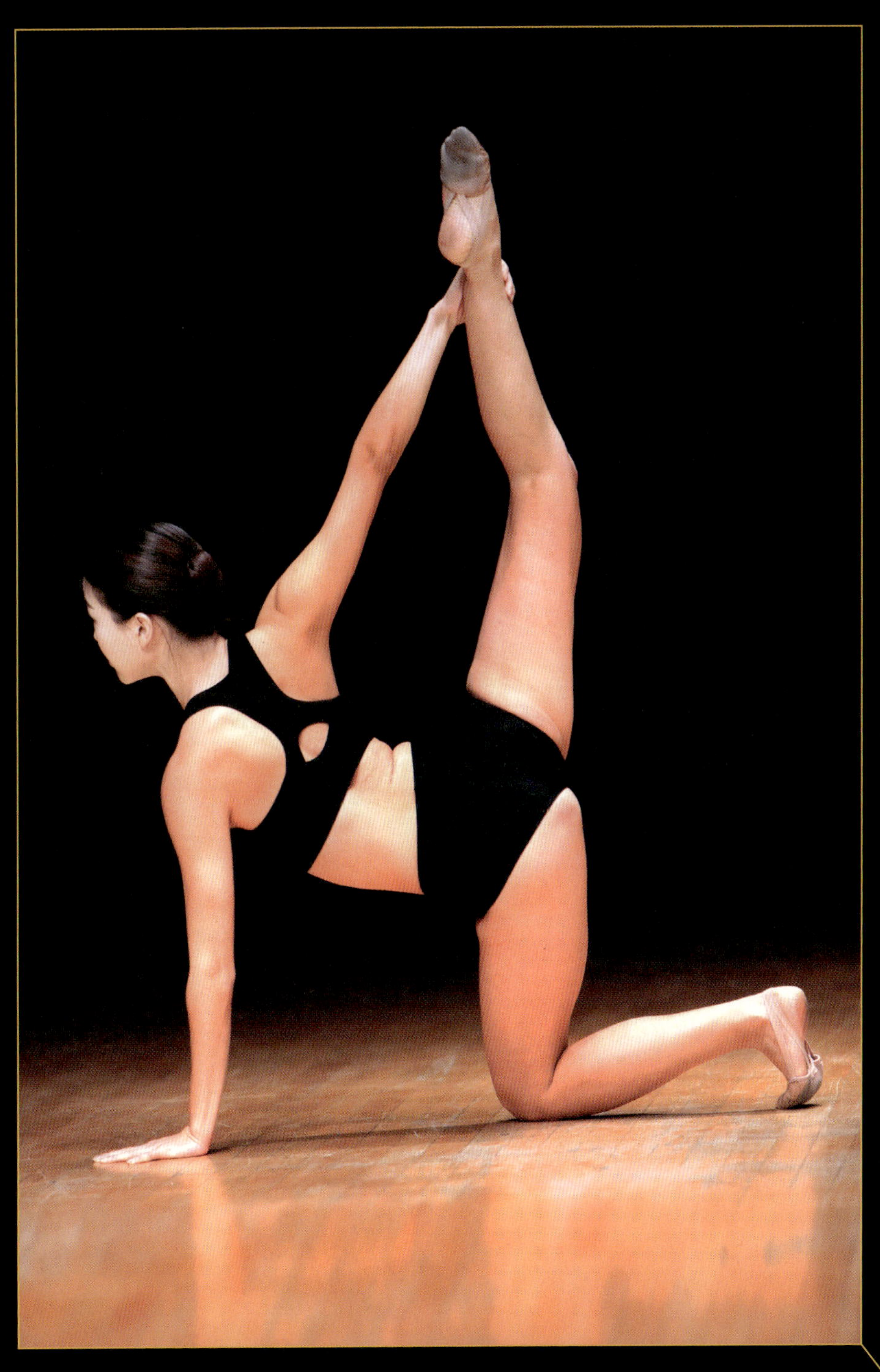

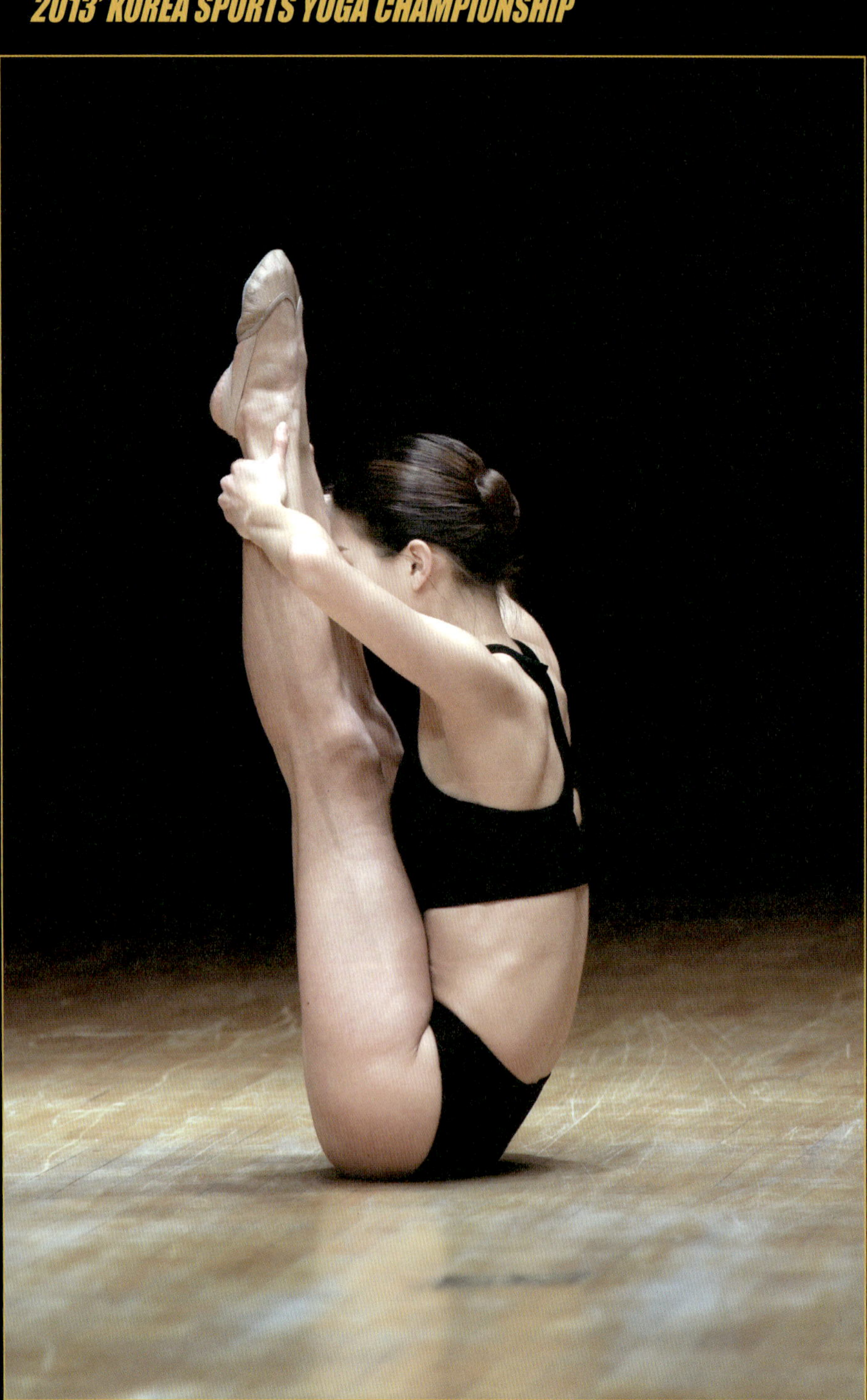

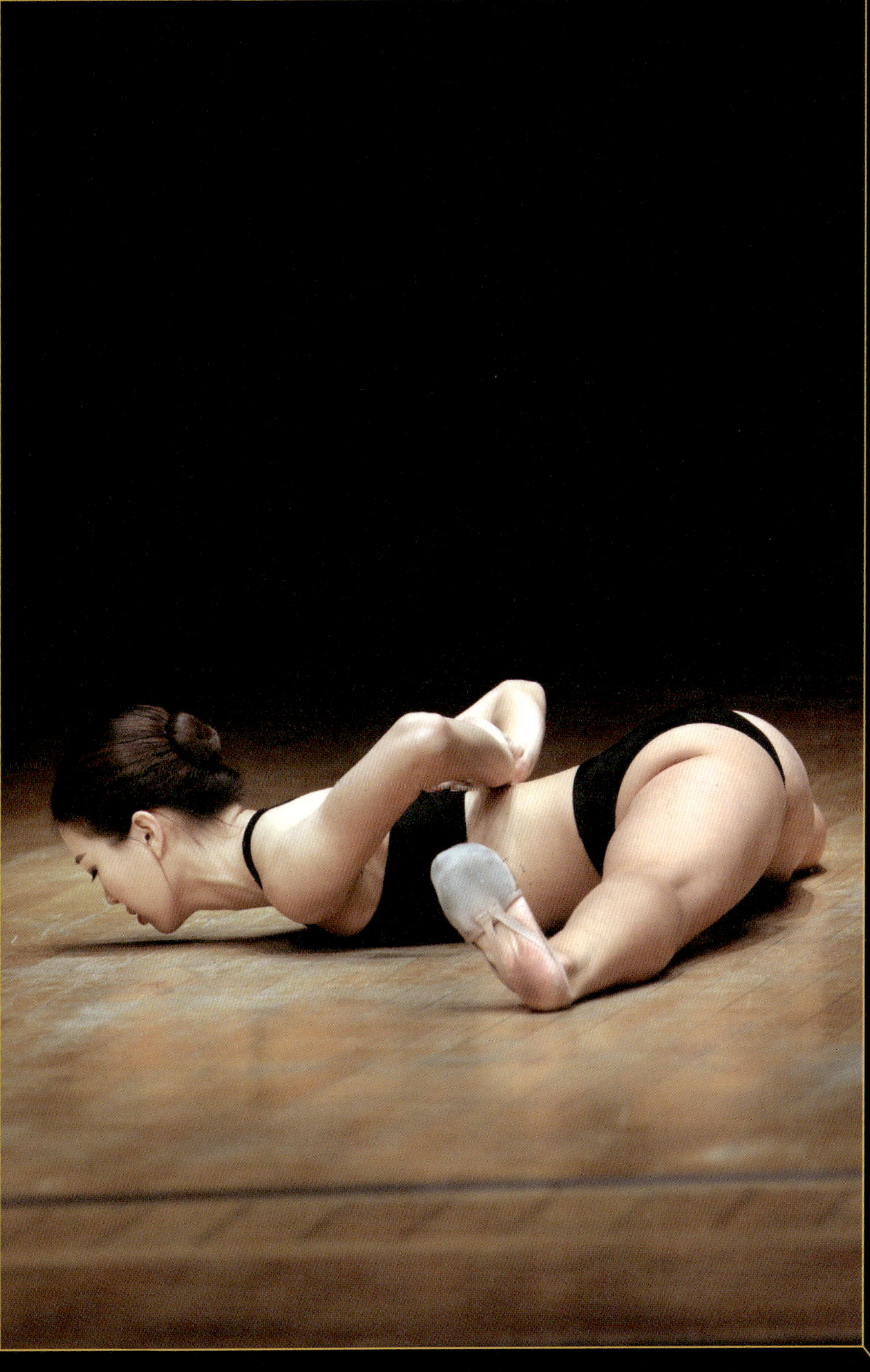

PWYC
2013' KOREA SPORTS YOGA CHAMPIONSHIP

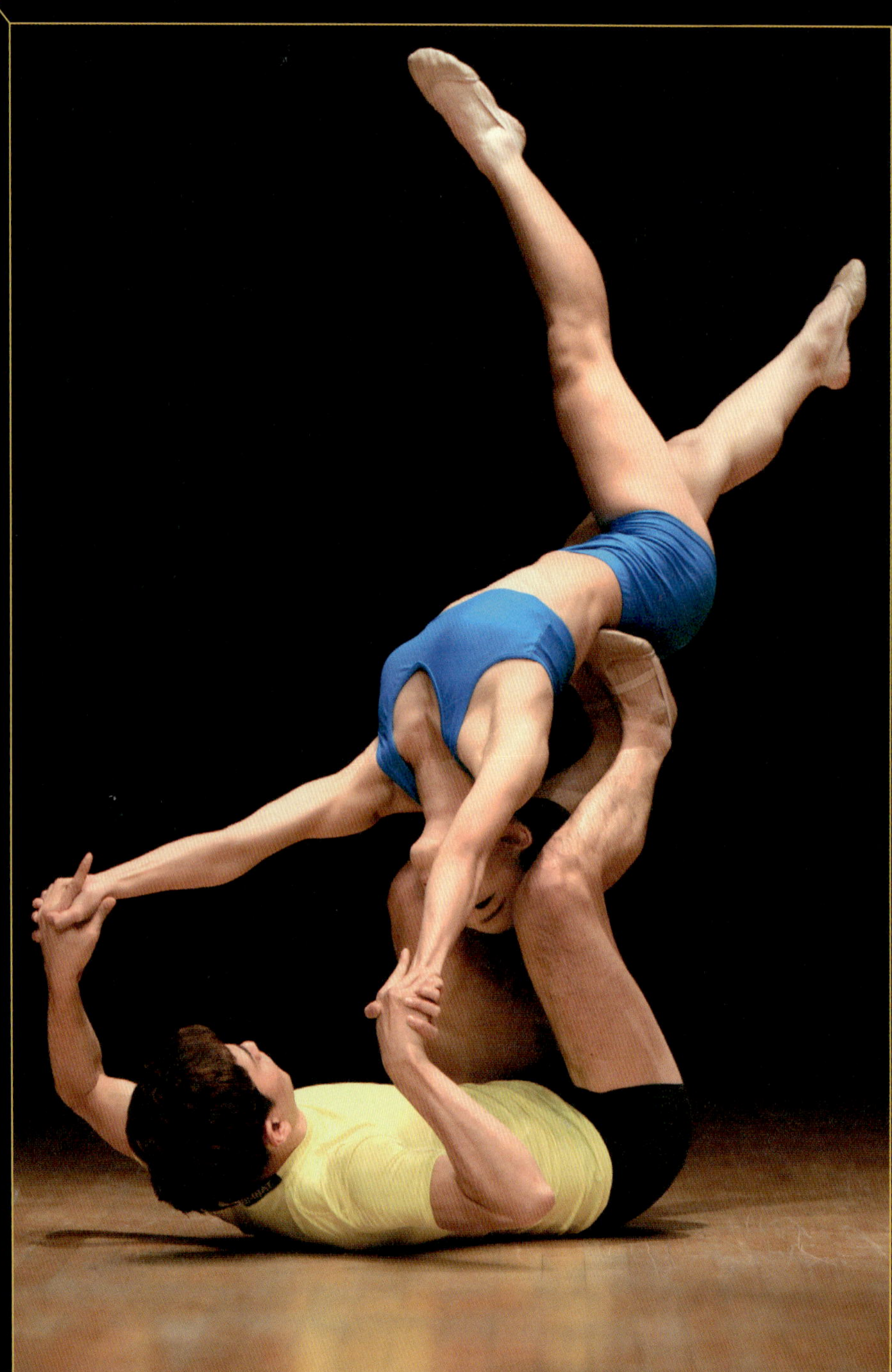

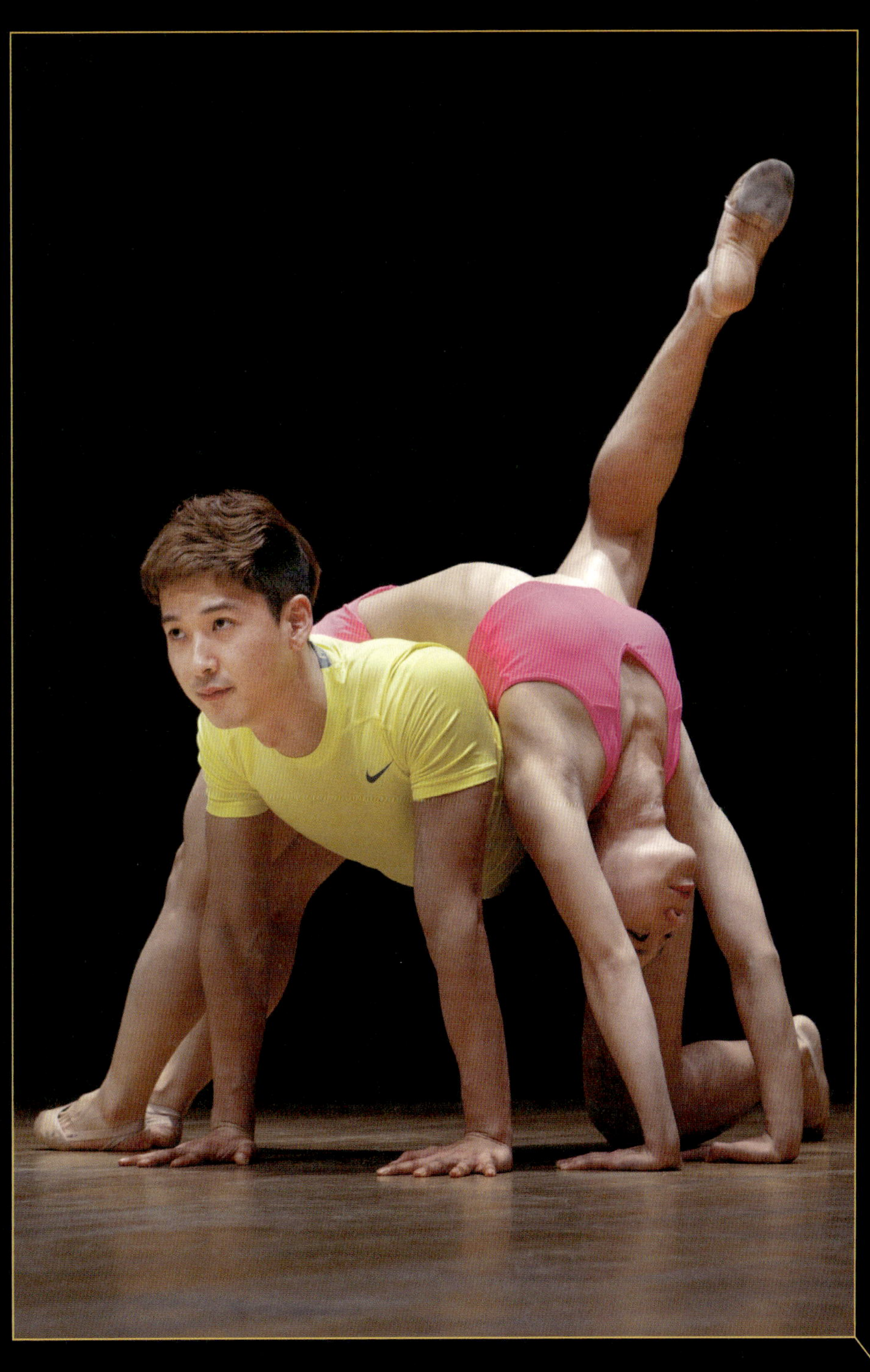

PWYC
2013' KOREA SPORTS YOGA CHAMPIONSHIP

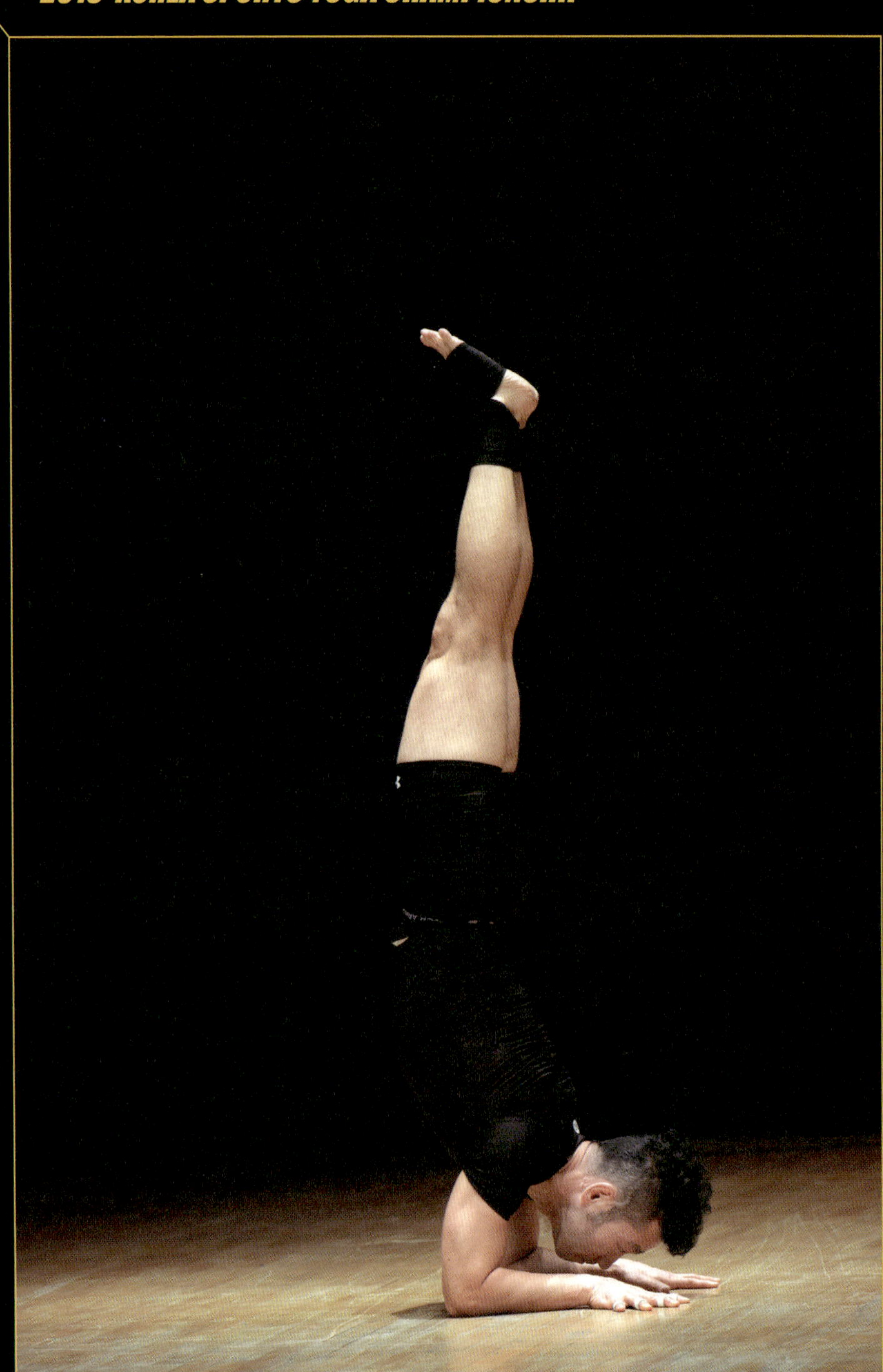

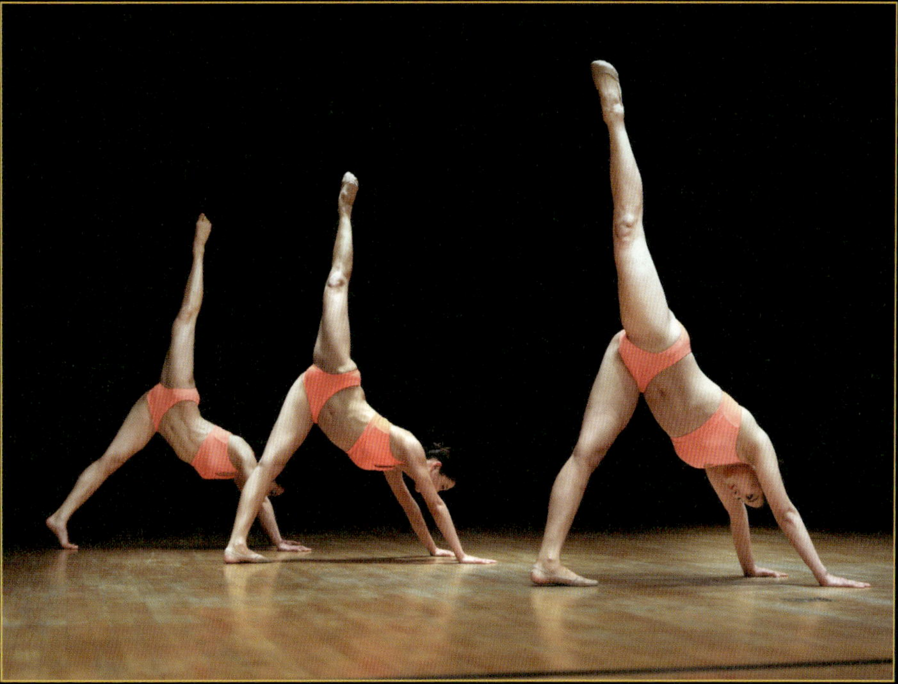

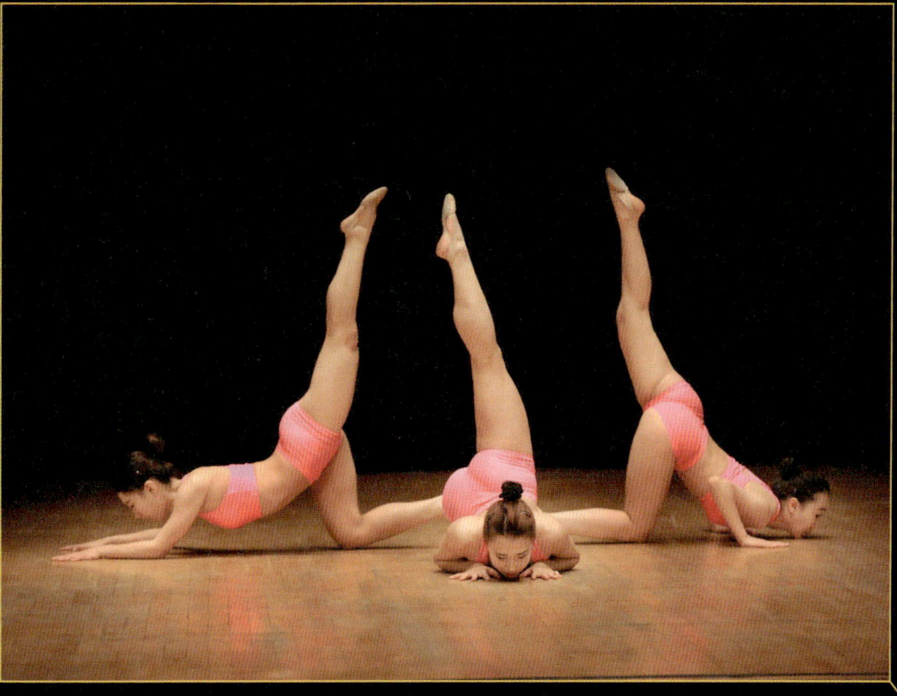

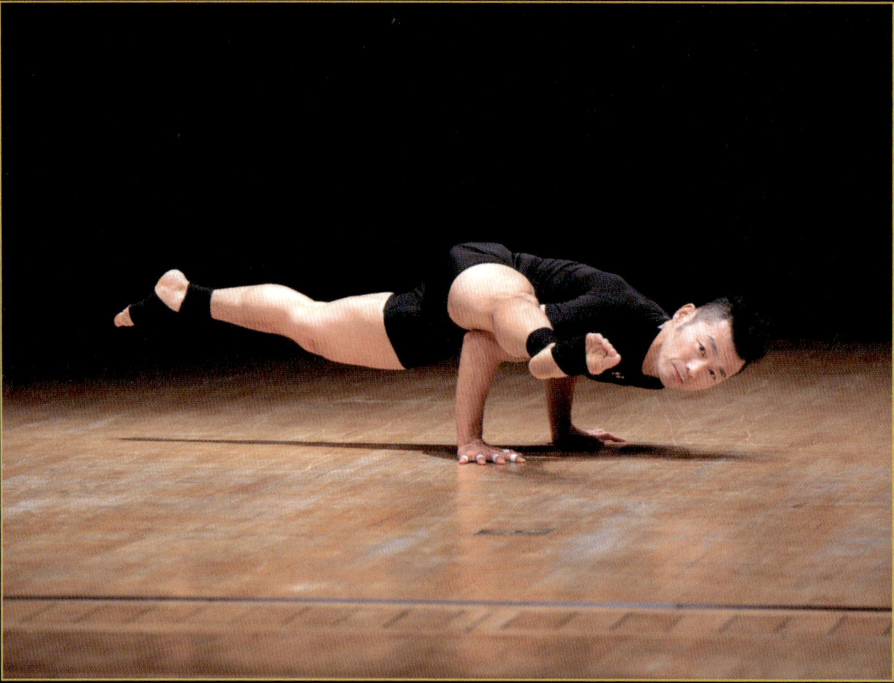

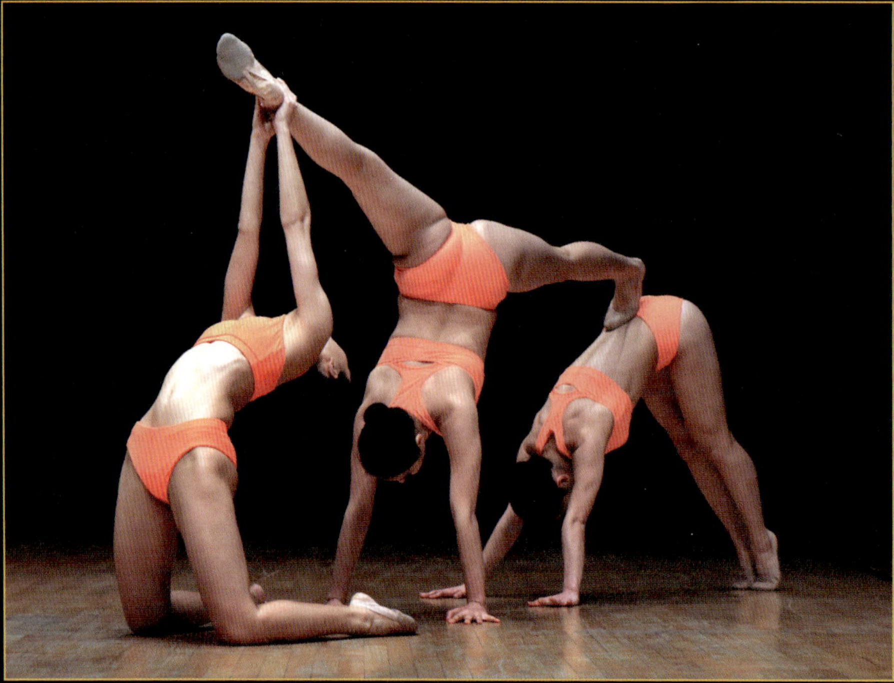

PWYC
2013' KOREA SPORTS YOGA CHAMPIONSHIP

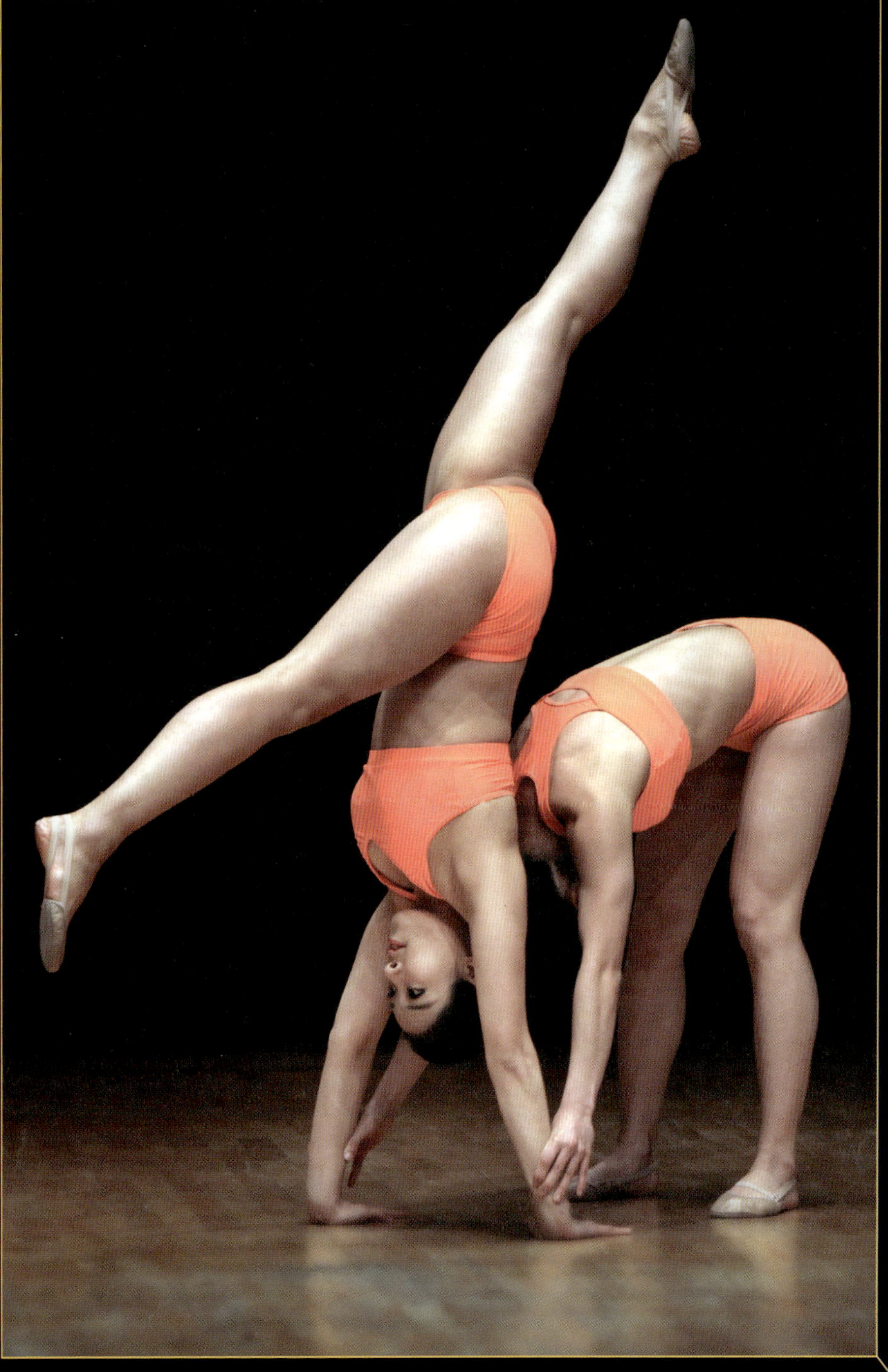

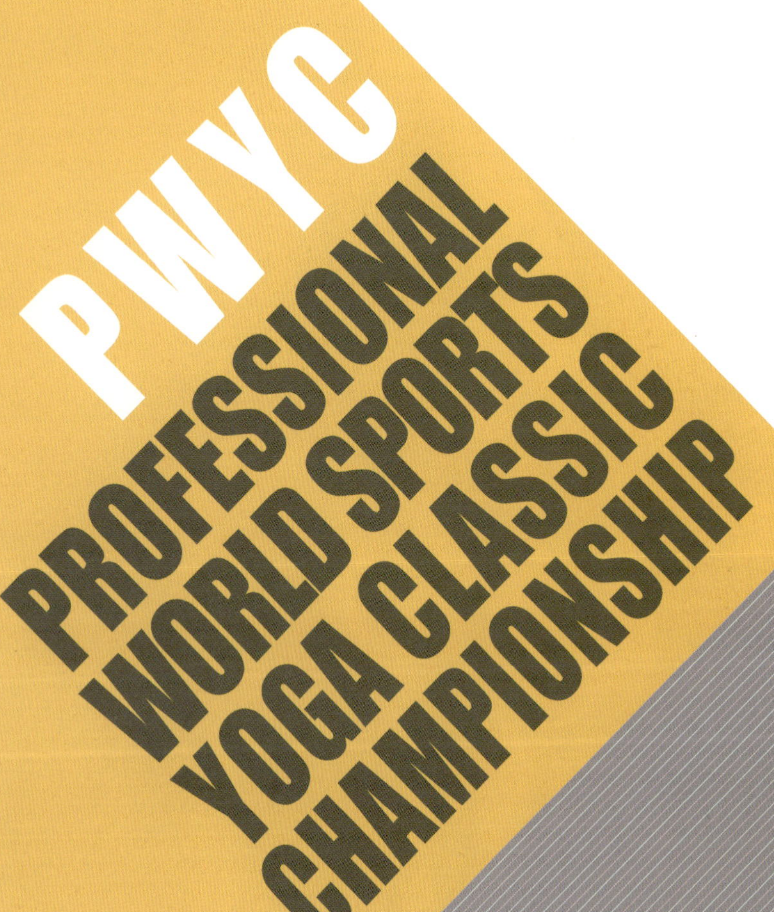
PWYC
PROFESSIONAL
WORLD SPORTS
YOGA CLASSIC
CHAMPIONSHIP

부록

P W Y C

심판 훈련
안 내 서

이 심판 훈련 안내서는 PWYC 기술 규정과 연결 지어서 숙독해야 한다.

1. 목적

본 안내서의 목적은 다음과 같다.
- ▶ PWYC 기술 규정에 따른 스포츠 요가를 심판하는데 필요한 의무, 절차, 심사 기준의 정의
- ▶ PWYC 공인대회의 심판 훈련과 준비를 위한 지도 기준으로 사용
- ▶ PWYC 공인 경기에 적용할 기준 기록
- ▶ 대회 기간 동안 심판 과정의 이용할 시스템에 대한 자료로 이용

2. PWYC 창설자 조영훈

이 안내서는 PWYC 회원들을 위하여 조영훈이 연구개발해서 만들어졌습니다.
- ▶ 조영훈에 의해 PWYC 대회와 교육 프로그램을 완성하였습니다.
- ▶ PWYC는 스포츠 요가 교육과 국제대회 및 국내대회에 적용하는 프로그램입니다.

심판 훈련과 승인

1. 심판 훈련과 승인

- ▶ 국제심판 등록
- ▶ PWYC 국제대회에 참가하는 모든 심판들은 PWYC 국제심판이거나 국내심판으로 등록되어 있어야 한다. 심판들은 PWYC 국내 각 회원에 의해 등록될 것이다.

2. PWYC 심판 훈련 요구 사항(국제대회)

▶ 매년 공식적인 국제심판 훈련 강습회가 실시되며 날짜와 시간은 PWYC 게시판에 공시된다.

3. 심판들의 국내 요구 사항(PWYC 국내대회)

▶ 각 국의 PWYC 회원들 중 심판을 준비하는 경우에는 다음 사항을 권고한다.

4. 심판 훈련 프로그램 개발

▶ 국내에서 전문가적인 지식과 경험 있는 PWYC 회원들은 대회를 실시했던 PWYC 회원들로 부터 도움을 구해야 한다.
▶ 새로운 회원 국가는 국외로부터 경험이 풍부한 수석 심판이 심판 훈련 강습회를 도와주도록 의뢰해야 하며 그 나라의 국내대회의 수석 심판을 맡아 줄 것을 의뢰해야 한다.

5. 심판 선발과 교육

심판은 다양한 절차에 의해 선발 훈련된다.

① 심판 지원 교육
▶ 지원서에는 심판에 대한 개인적인 자격과 경력증명을 명시해야 하며 자기소개서와 이력서도 첨부해야 한다.(단증 소지자, 영어 회화 가능한지를 이력서에 기재)
② 소개 및 추천
▶ 경영 전문가나 전문 경영체제로부터 서면 혹은 구두 추천은 심판 선발 과정에서 참작된다.
③ 훈련
▶ 공식적인 국제심판 강습회는 PWYC 회원들에 의해 실시되며 지역대회 기간에는 현지 훈련을 실시한다.
④ 경험
▶ 기술 심판은 스포츠 요가의 기술 운동역학 운동생리학 아나토미 시스템 등에 대한 전문적인 지식이 있어야 한다.
▶ 예술 심판은 안무행위 예술과 같은 여타 분야에 경험이 있어야 한다.
▶ 기술 심판과 예술 심판은 모두 스포츠 요가 지도 단증 자격증이 있어야 한다.
▶ 요가 교육을 학문적으로 대학에서 지도했거나 요가 지도 유 경험자 중 스포츠 요가 지도자 단증 자격증이 있어야 한다.

윤리의식과 프로페셔널리즘(Professionalism)

1. 윤리의식과 프로패셔널리즘(Professionalism)

모든 심판들은 경기 전이나 경기 중이나 경기가 마칠 때까지 프로다운 매너를 항상 보여 주어야 한다.

▶ 윤리적 규약

스포츠 요가 심판은 대회에 참여한 모든 선수에 대해서 공정해야 하고 정직해야 하며 공평해야 한다. PWYC 사무관이나 각자의 역할을 가지고 행사에 참가하는 스포츠 요가 심판들은 최선을 다해서 룰을 지켜야 한다.

PWYC 심판은

▶ PWYC 기술 규정을 이해하고 고수해야 한다.

▶ 공정하고 정직하고 공평하게 행동해야 한다.

▶ PWYC 기술 규정 해설 판을 적용시켜야 한다.

▶ 비디오 테이프나 실제 경기를 봄으로써 기술 규정에 대해 익힘으로써 최상의 심판 기술을 유지하고 발전시킨다.

▶ 스포츠의 목적을 도모한다.

▶ 선수나 코치, 심판, 사무원들까지도 존경심을 가지고 대한다.

▶ 심판은 이익을 위한 어떠한 충돌도 피해야 하며, 도덕적이고 윤리적인 마음가짐의 자세를 가진다.

심판 행동에 관한 규약

▶ 용모에 관해서는 여성은 단정하고 반드시 검정색 스커트 정장을 착용해야 하고 남성은 검정 정장을 착용해야 하며 전문가적인 옷차림을 갖추어야 한다.

▶ 얼굴 표정 신체적 표현 제스처 등을 포함하여 프로적인 모습을 유지해야 한다.

▶ 스포츠인 다운 행동을 장려함으로써 스포츠의 역할 모델로서 행동한다.

▶ 심판 진행에 항상 존경심을 표하고 대회의 우승자를 선발하는 과정에 공헌한다.

▶ 대회가 진행되는 도중에는 관중, 일반인, 선수들과 일체 접촉을 절대 피한다.

▶ 개인적으로 준비한 스포츠 요가에 대한 자료를 가지고 대회를 준비한다.

▶ 채점한 점수는 심판이 합리적인 설명을 할 수 있어야 한다.

▶ 계획된 모든 회의와 행사에는 시간을 엄수해야 한다.

▶ 심판들은 편견의 가능성을 인식해야 한다. 그러므로 이해관계가 발생할 경우에는 스스로 심판을 그만두어야 한다.
▶ 심판의 위치에서 타협할 만한 이해 분쟁이 조성될 상황은 주로 다음의 유대 관계에서 비롯된다.
① 대회의 코치 감독인 경우
② 대회의 선수 스폰서와 상업상 혹은 개인적인 유대 관계가 있는 경우
③ 선수와 현재 혹은 이전에 개인적인 유대 관계가 있는 경우
④ 선수의 고용인과 피고용인과의 관계

2. 용모에 관한 규약

▶ 심판들은 전문가적이고 지적인 옷차림을 갖추어야 한다.
▶ 검정색 계열의 정장을 입어야 한다. 회사 로고가 적혀 있는 땀복이나 짧은 치마 그리고 운동복 바지는 절대 삼가야 한다.

심판의 지위(위치)

1. 심판의 지위에 관한 설명

▶ 수석 심판은 PWYC 공인행사에서 최고의 기술적 권위를 갖는다. PWYC 집행위원회에 대한 책임을 가지며 행사 조직원들과 심판진들과 긴밀한 유대 관계를 갖는다.

① 심판들 브리핑을 고안하고 실행한다.
② 회의실에 필요한 것들을 행사 조직원들과 상의한다.
③ 심판진들에게 특별히 필요한 것들에 대해 행사 조직원들과 상의한다.
④ 심판진들에게 리더십을 보여 줘야 한다.
⑤ 심판진들에게 의장으로서 행동한다.

⑥ 행사 진행자들이 요구하는 모든 회의에 참석해야 한다.

⑦ 공식적인 웜-업(프리져징, Prejudging)에 있어서 심판진들을 조직하고 감독해야 한다.

⑧ 공식적인 웜-업(프리져징, Prejudging)이 끝난 후 필요하다면 서면으로서 선수의 기록을 선수에게 제공해야 한다.

⑨ 심사할 장소와 심사 자료들의 필요 사항들에 대하여 행사 조직원들과 협의한다.

⑩ 행사 스케줄에 관해서 행사 조직원들과 협의한다. 심사를 할 마땅한 장소를 정하고 필요한 자료들을 준비하여 공급해야 한다.

행사 도중

① 심판진들을 감독하고 리더십 있게 행동한다.

② 심판진들에게 의장으로서 모습을 보여 줘야 한다.

③ 심판의 정확성과 일관성을 감독한다.

　－심사가 진행되는 과정에서 공정성과 일관성을 확인하기 위해 컴퓨터 프로그램석을 기초로 하여 심판에 의해 채점된 점수와 등위를 분석한다. 부정확한 점수가 있다면 결과가 발표되기 전에 심판진과 필요하다면 의논할 수 있다.(심판들은 노트북 또는 인터넷 가능한 아이패드를 꼭 지참해야 한다)

④ 심판들이 심사하는 과정에서 외부나 자신으로부터 방해받지 않도록 보장해 주어야 한다.

⑤ 점수가 계산되는 과정을 검토하고 감독해야 한다.

⑥ 만약 사고나 재난이 발생할 경우 시합을 정지시키거나 다시 시작한다.

⑦ 만약 심사하는 과정이 길어진다면 행사 진행요원에게 알려야 한다.

⑧ 필요에 의해 사후 브리핑을 실시한다.

⑨ 심판들이 계산기로 채점할 수 있도록 전자계산기를 제공한다.

행사 이후

① 대회 시작 전에 결과를 승인하고 사인한다.

② PWYC의 심판한 자료나 대회에 관한 리포트를 제출한다.

③ 서명된 점수의 복사본을 다음과 같이 제공한다.

　－모든 라운드 이후에 세밀한 검사를 위한 복사본 한 통을 PWYC 사무국에 제출해야 한다.

　－행사 조직원들에게 복사본 한 통을 제공한다.

④ 심판들과 함께 사후 브리핑을 주도한다.

⑤ 심판진들에게 위원장으로서 행동한다.

수석 심판의 업무

▶ 자신이 임무를 수행하기 위해서는 수석 심판은 다음의 업무를 수행해야만 한다.

경기 전

① 다음 사항(대회)을 포함하여 모든 심판들의 브리핑과 미팅에 필요한 사항을 행사 조직원에게 알린다.

　-집합 장소

　-이용 도구(비디오, 모니터, 필기도구, 테이블)

　-시간

　-진행 시간(처음 갖는 브리핑은 적어도 2~4시간 이상은 실시한다)

② 다른 심판들의 회의 필요 사항에 대해서도 조직원들에게 알린다.

③ 매스컴이나 심판의 용모, 엄격한 시간제한 등 심판들이 요구하는 사항에 대해서 숙지한다.

④ 심사를 위해서 다음을 제공한다.

　-행사에 관한 스케줄을 작성

　-제비 뽑기에 의한 선수들의 순서를 결정

　-공식적인 웜-업(프리져징, Prejudging)을 포함하여 대회 각 라운드에 필요한 문구류 점검

　-각 선수의 필수 동작(오블리갓토리 무브먼트, OBLIGATORY MOVEMENTS) 동작 체크를 정확하게 해야 한다.

⑤ 점검사항

　-심판들이 선수들의 연기 모습을 명확하게 볼 수 있도록 자리를 마련해야 하며 충분한 공간을 제공해야 함

　-채점자가 점수를 산출하기에 효과적인 자리를 마련해 주어야 함

　-심판들 간의 사이에 적어도 일 미터의 간격을 보장해 주어야 하며, 작은 칸막이를 설치함으로써 심판들이 심사하는데 관중들이 방해가 되지 않도록 해야 함

　-심사용 문구류 점검

　-심판들이 회의 시간이나 집합 장소에서 출석의 필요성을 인지시킬 것

⑥ 심판진을 도울 지원자들에게 자신들의 임무를 완전히 인식시킨다.

대회 진행 중

① 심판진들은 착석하고 예정된 시간대로 심사를 할 수 있도록 보장한다.

② 일관성을 위해 심판들의 점수와 등수를 검토한다.

③ 정확성을 기하기 위해 점수 결과표를 점검한다.

① 최종 점수와 등수 결과를 승인한다.
② 요구에 따라서 결과에 서명하고 복사한다.
③ 심판들에게 피드백을 제공한다.

2. 심판진

▶ 심사에 참가하는 모든 심판들은 수석 심판과 PWYC 집행위원회에 대하여 책임이 있다. 그리고 심사에 참가하는 심판들은 자신의 의무를 수행하기 위해 서로 타협한다.

임무

▶ PWYC 행사에서의 심판의 임무는 다음과 같다.

행사 전

① PWYC 심판 훈련서에 수록된 독습 요구 사항들에 관해서 스스로 준비한다.
② 심판 브리핑에 참가한다.
③ 예정된 스케줄에 정시에 참석한다.
④ 공식적인 웜-업(프리저징, Prejudging)이나 각 라운드 시작 전에 준비되어야 할 문구류를 확인한다.
⑤ 행사 스케줄을 인지하고 있어야 한다.
⑥ 임무를 완수하는데 필요한 특별한 요구 사항들을 인지하고 있어야 한다.
⑦ 시간이 지연됨 없이 효율적으로 회의 및 대회에 참석하기 위해서는 집합 장소와 회의장을 미리 확인해 두어야 한다.
⑧ 심판으로서 업무 수행에 요구되는 서류나 정보 개인적인 문구류는 각자 준비하여 가져온다.
⑨ 모든 예정된 브리핑에 참가하고 책임을 다해야 한다.

행사 중

① 전문화된 PWYC 기술 기준을 적용
② 기술적이고 객관적이며 헌신적, 공정성, 전문가적, 태도를 심사하는데 적용.
③ 모든 심사 과정은 효율적인 진행을 위해 수석 심판을 보조한다.

행사 이후

① 행사 후 브리핑에 참석해야 한다.

② 행사 후 미팅 장소를 정확히 알아야 한다.

대회 준비사항

1. 대회 사전 준비

규정(독습) 준비사항

▶ 훌륭한 심사의 전제 조건은 철저한 준비와 규정에 대한 독습이다. 따라서 독습은 모든 심판의 의무 사항이다.

독습을 통한 준비

① PWYC 기술 규정과 심판 훈련 안내서에 대한 완벽한 지식
② 기술적, 예술적 기준에 대한 완벽한 지식
③ 연기를 기록하는 과정에서 정확하게 판단 능력이 있어야 함
④ PWYC 심사 제도와 관련 규정 및 사용 문구류에 대한 정확한 지식
⑤ 비디오 채점 연습을 통해 심사제도에 실질적으로 적용
⑥ 이 연습은 한 선수의 점수를 기록하고 평기하는데 최대한 30초가 허락되어야 한다.

2. 대회 전 브리핑

공식 경기 전 브리핑은 심사위원장에 의해 실시되며 경기에 참여한 모든 심판들은 이 브리핑에 반드시 착석해야 한다.
① 심판의 임무와 행동상의 규범에 대한 개요 설명
② 경기의 일반적인 규칙과 감점 지역 규칙에 대한 개요 설명
③ 허용 동작 및 불허용 동작 난이도에 대한 논의
④ 예술적 기술적 기준 논의
⑤ 비디오를 이용하여 다양한 측면에서 심사를 분석 논의 실행하는 작업

대회 절차

1. 대회 절차

▶ 공식적인 웜-업은 대회 첫 라운드가 시작되기에 앞서 시작된다. 대회에 참가하는 선수들과 심판들은 필수적으로 참가해야 한다. 공식적 웜-업하는 동안에 선수들이 첫 라운드의 순서대로 실제 경기장에서 연기를 수행해 볼 수 있는 기회를 제공한다.

▶ 웜-업(프리져징, Prejudging) 라운드를 하는 목적은 선수들이 동작을 기술 규정에 부합되는 동작을 하고 있는지 관찰하기 위해서다. 특별히 심판들은 다음 사항들을 주의 깊게 살펴야 한다. 용모, 금기동작, 규정 동작, 웜-업(프리져징, Prejudging) 라운드에서는 어떠한 동작도 점수로 채점되지 않는다.(즉, 프리져징에서는 채점을 하지 않는다는 뜻)

▶ 선수들은 자신의 연기 중에 포함된 새로운 동작 리스트를 작성하여 심판에게 제출해야 한다.(규정 동작 외 다른 동작을 수행할 때는 심판의 승인을 받아야 한다는 뜻)

▶ 공식적인 웜-업(프리져징, Prejudging)이 끝난 이후에 수석 심판은 기술, 예술 기타 규정을 위반한 선수들에게 잘못된 점을 지적해 준다.

▶ 수석 심판은 잘못된 규정에 부합되는 동작을 선수들에게 충분히 정보를 제공하고 주의를 준다.

▶ 수석 심판은 웜-업(프리져징, Prejudging)의 효율성을 위해 각각의 심판들에게 특별한 의무를 할당해 주어야 한다.

① 기술 규정 위반에 대한 평가 감독
② 심판진들의 새로운 동작 보고에 대한 감독
③ 필요하다면 선수에게 수석 심판 리포트를 제공한다.
　예)선수의 새로운 동작을 수석 심판이 정리해 준다.
④ 새로운 동작에 관해 토의하기 위해 심판과 브리핑을 갖는다.

① 모든 연기 수행을 검토하면서 PWYC에서 허용되지 않는 동작을 기록한다.
② 모든 연기 수행을 검토하면서 심판진들과 평가하고 토론해 볼 가치가 있는 동작을 기록한다.
③ 선수들 중에서 자신의 루틴 규정 동작을 제대로 포함시키지 못한 선수들을 기록한다.

예술 심판

① 선수들의 용모를 살펴보며 이것이 기술 규정에 어긋나지 않는지를 체크한다.

② 안무 패턴을 주시하고 대회를 위한 준비로써 다른 정보들도 체크한다.

③ 선수들의 의상, 몸매, 용모, 예술 점수가 주어짐으로써 철저하게 살펴야 한다.

④ 연기 시간을 엄수하는지 철저하게 기록한다.

아나토미 시스템(Anatomy, 해부학, 골격계 스포츠 역할)

① 심판은 선수가 스포츠 요가 아나토미 시스템을 정확하게 구사하는지에 대해 기록한다.

② 기술 심판은 아나토미 시스템 기술 기준을 적용하며, 다른 선수들과의 비교를 통해 각 선수의 점수를 채점한다.

수석 심판 비서관(제너럴 세크리테리, General Secretary)

① 공식적 프리져징(Prejudging) 및 대회가 진행되는 동안에는 수석 심판을 돕는다.

② 선수들이 수석 심판에게 요청할 경우 선수들에게 피드백을 제공한다.

③ 감독, 코치, 선수들은 심판에게 이의를 제기할 경우에는 반드시 수석 심판 비서관(제너럴 세크리테리, General Secretary)을 통해서만이 이의를 제기할 수 있다.

2. 심판들의 점수 검토

대회의 각 라운드가 끝날 때 수석 심판은 심판들에 의해 평가된 점수와 등수를 선수들을 위해 제공한다.

① 어떤 심판이 채점한 점수가 허용 편차를 벗어날 경우 다음의 절차가 적용된다.

▶ 정확성을 확신하는 점수를 입력해야 함

② 수석 심판은 순위가 허용되지 않는 범위에 있는 경우 그것을 채점한 심판과 순위에 관한 토론한다.

▶ 이때 그 심판은 자신의 노트를 다시 한 번 검토해야 하며 그 편차에 관해 논리 타당한 이유를 설명해야 한다.

③ 심판이 논리 타당한 이유를 말하지 못할 때 수석 심판은 그 심판에게 다른 심판들의 채점 영향을 고려해서 다시 한 번 점수와 등수를 검토하도록 요구한다.

④ 심판이 허용될 수 없는 태도로 자신의 임무를 수행하는 것을 수석 심판이 발견한다면 그 심판은 수석 심판에 의해 심판진에서 해고된다. 그러나 이 심판은 그 경기의 심사 결정에만 교체된다.

3. 항의

▶ 예외의 상황이 생기면 수석 심판이 상황을 주의 깊게 생각하여 결론을 짓는다.

▶ 채점에 대한 불만이 있을 경우 반드시 가족이 아닌 코치나 감독만이 심판위원장(제너럴 세크리테리, General Secretary)에게 의논해야 한다. 만약 이를 어기고 심판위원장에게 항의할 경우에는 감독 코치가 출전시킨 선수들은 대회에서 추방시킨다.

4. 탈락자

점수 채점

1. 점수 채점 제도

▶ PWYC 국제, 국내 공인대회의 점수 적용에 이용되는 심사제도는 비교적인 진행(콤파라티브 프로세스, Comparative Process)인데, 이는 한 선수의 연기를 채점할 때 다른 선수의 연기와 비교하는 방법이다.(비교 심판)

▶ 대회에서 다른 선수들에 비해 월등한 방식으로 기술 규정을 응용하는 선수의 능력이 바로 대회에서의 우승을 결정 지을 것이다.

▶ 결과에 대한 편견이나 예견 없이 매 경기에 펼쳐지는 경기들을 평가하는 것이 심판의 의무다.

▶ 채점에서 동점이 나오면 승단증을 취득한 선수를 우세승으로 인정한다. 예)동점이 나왔는데 똑같은 단증을 취득하고 있을 경우에는 수석 심판에 의해서 격조 높은 의상을 입은 선수에게 우세승을 선언한다.

2. 수석 심판

수석 심판의 역할은 심판진들에게 리더십을 발휘해야 하고 기술 규정이 공정하고 일관성 있는 태도로 적용될 것이라는 것에 대해 확신을 주며 기술 규정에 대해 옳고 그름의 판단을 결정한다.

▶ 수석 심판은 채점하지 않는다.

▶ 다만, 수석 심판은 심판들이 채점을 정상대로 규정에 입각해서 하고 있는지를 감독, 지휘한다.

3. 기술, 예술 심판

각 심판은 각각 기준을 적용하며 다른 선수들과 비교를 통해 각각 선수의 점수를 채점한다.

▶ 연기 수행을 평가하는 과정에서 기술 심판은 기술적인 기준에 의거하여 평가해야 한다.

▶ 평가함에 있어서 완벽한 점수를 유도할 수 있는 연기에 대해 평가해야 한다.

▶ 완벽한 수준에 해당되는 점수로부터 편차와 감점을 유도하는 수행 또한 잘 살펴보아야 한다.

▶ 심판들은 훈련과 경험을 토대로 선수의 연기 수행이 기술적인 기준에 비추어 보아 어느 편차에 속하는지 점수와 등수를 유추할 수 있어야 한다.

4. 감점

① 힘, 동작의 서투른 시도

② 근력의 좌우, 상하체 정적인 동작

③ 동작과 이동의 서투른 기술

④ 관절의 과도한 신전, 잘못된 신체 정렬

⑤ 절제된 동작을 잘 제어되었는가

⑥ 동작 중 불안정한 자세

⑦ 능력을 넘어선 서투른 시도

⑧ 동작과 이동의 부정확한 포즈

⑨ 필요한 사항들을 충족시키지 못하는 선수들은 10점 만점에서 점수가 낮아질 것이다. 이러한 감점의 적용은 대회에서 다른 선수들과 비교하여 채점된다.

5. 유연성

심판들이 유연성을 평가하는 기준이 다음과 같다.

① 주요 관절에 있어서 유연성의 균형과 관절의 가동 범위가 적절하게 무리는 가지 않는가

② 좌우 신체 유연성의 균형

③ 정적인 동작 유연성의 균형

④ 연기의 용의성과 동작의 범위
⑤ 동작의 제어 능력

6. 심사하는데 있어서 기준정리

7. 규정 동작의 필요 사항

▶ 2인조 남녀 팀은 규정 동작을 할 때 방향을 응시하면서 동일하고 조화롭게 동일성을 유지할 수 있어야 한다.

▶ 2인조는 경기에서 규정 동작은 동시에 똑같이 수행해야 한다. 2인조 팀의 멤버 중 한 명이 규정 동작을 수행하지 못했다면 다른 멤버들이 아무리 잘 했을지라도 점수는 감점이 된다.

▶ 선수들이 약간 동일성 부분에서 일치하지 않았다 하더라도 규정 동작을 완성했다면 감점되지 않는다.

▶ 3인조 부문도 2인조 부문과 동일하게 적용된다.

▶ 눈에 띄게 동작을 동일하게 실시하지 못했다면 규정 동작에서의 감점이 될 수 있다.

▶ 규정 동작에 있어서 리듬과 스피드를 유지해야 한다.

▶ 그리고 동작의 폭은 눈에 띌 정도로 차이 나지 않게 이루어져야 하고 요구된 방향에서 완성되어야 한다.

▶ 2인조 선수일 경우에 한 선수는 정확하게 하고 한 선수는 부정확하게 했다면 감점의 대상이 될 수 있다.

▶ 2인조의 경우는 다른 동작에서도 동일성을 유지해야 한다.

▶ 2인조와 팀의 리프트, 서포터, 추진력은 도움을 주는 선수가 확실하게 서포트해 주어야 한다.

▶ 3인조 부문도 2인조 부문과 동일하게 적용된다.

8. 불허용 동작

▶ 만약 선수가 PWYC 규정을 어길 경우에는 그 연기 수행이 아무리 뛰어났을지라도 감점이 된다.

▶ 2인조 남녀 부문은 다이내믹하고 절제와 동일성 및 리프트를 정확하게 연기하여 보여 주어야 한다.

▶ 3인조 부문도 2인조 부문과 동일하게 적용된다.

9. 판정을 위한 측정

다음의 점수를 적용하는데 필요한 부분이다.

① 심판은 연기를 관찰하고 기록하며 이미 기록되어 있는 기술적인 기준을 고려해서 심사해야 한다.

② 점수의 적절한 위치는 심판에 의해 결정된다.

③ 연기에 대한 점수의 마지막 결정은 비슷한 점수 범위에 속해 있는 다른 선수들의 연기 수행과 비교를 통해서 이루어진다.

④ 심판은 효율적으로 선수에게 스포츠 요가, 얼굴 미소, 의상, 기술 규정을 적용하기 위해 수행하고 선수의 점수 범위를 우선적으로 결정하는 것이 중요하다.

⑤ 비슷한 범위에 있는 선수들과 비교를 통해 다른 선수보다 낮거나 높은 점수를 적용함으로써 그 선수의 결승 등수를 정확하게 채점해야 한다.

⑥ 점수의 중요성은 문서화되어 있는 기준에 의거하여 연기의 질을 나타내고 선수의 등위를 제공한다.

⑦ 각각의 부문을 맡은 심사위원들은 선수가 자신 있게 루틴 안에서 동작을 수행하고 있는지를 잘 평가해야 한다.

기술, 예술 점수의 적용

1. 기술적 기준의 적용(심판 시험에 나오는 문제)

점수의 범위

① 완벽함 10.0

최고로 애쓰는 모습과 최상의 연기 수행, 최고의 난이도 연기가 수행되었을 때

② 훌륭한 연기 9.0~9.9

신체 좌우, 상하체 사이의 동작이 탁월함, 동작의 넓은 범위 및 다양성, 규정 동작의 탁월한 수행, 고난도의 연기가 수행되고 최상의 자세와 제어력을 보여 줄 때

③ 아주 좋은 연기 8.0~8.9

훌륭한 규정 동작을 수행, 동작의 평균 이상의 제어 능력, 신체 좌우, 상하체의 균형 고난도
로 구성이 성립됨, 동작이 아주 좋은 범위 및 다양성

④ 좋은 연기 7.0~7.9

규정 동작의 탁월한 수행, 좋은 수준의 동작 구성, 상하체 사이의 좋은 수준의 균형, 동작의
수행과 제어 능력이 어려움

⑤ 적당한 연기 수행 6.0~6.9

동작의 아주 좋은 수행, 보통 수준의 난이도를 적당하게 수행, 동작의 좋은 범위와 다양성,
신체 좌우, 상하 사이의 좋은 수준의 균형, 동작 제어력이 제한적

⑥ 적당한 연기 수행 5.0~5.9

규정 동작의 적당한 연기 적당한 밸런스, 적당한 다양성과 균형, 동작 수행 능력과 제어의
제한성

⑦ 수행 4.0~4.9

규정 동작의 적당한 사용, 연기의 부적당한 사용, 신체 좌우, 상하체의 불균형한 동작 사용,
적당한 난이도 다양성 범위, 동작의 수행과 제어력이 제한적

⑧ 부적당한 연기 3.0~3.9

부적당한 규정 동작 연기, 동작에 있어서 부적당한 연기, 신체 좌우, 상하체와 하체의 불균
형적 연기, 낮은 수준의 동작

⑨ 나쁜 연기 수행

선수가 부정확한 동작을 수행하거나 규정 동작을 수행하지 않을 경우 0.1감점이 적용된다.
감점 사항이 있으면 종합점수지에 기록한다.

2. 예술적 기준 적용

수행을 평가하는데 있어서 심판들은 완벽한 점수를 유도하는 수행을 다음 사항들을 기억해야
한다. 수행의 오류에 관한 사항 또한 마찬가지이다.

▶ 훈련과 경험을 통하여 심판은 심사 기준의 적용을 기초로 하여 수행에 대해 점수의 범위와
점수를 유추할 수 있다.

연기 및 안무

▶ 심판들은 선수의 점수를 결정할 때 다음 사항을 고려한다.
① 동작과 이동의 혁신성
② 개성과 감각

③ 동작의 독특한 자세
④ 자신을 드러낼 수 있는 특징적인 동작(트레이드 마크, Trademark)
⑤ 2인조 3인조 팀은 동작의 창조성, 4~5인조 6~8인조 팀도 동일하다.
⑥ 창조적이고 혁신적인 연속 동작
⑦ 기존의 동작을 답습하지 않은 새로운 다양한 동작
⑧ 3차원 공간의 창조적 활용
⑨ 클래식하고 역동적이며 창조적인 음악 연출

① 창조적이지 못한 동작과 이동
② 흔히 볼 수 있는 동작을 모방한 스타일 등 뒤범벅
③ 연결 동작이 과도하게 반복
④ 몇 번 반복되는 동작이 콤비네이션으로 이루어질 경우
⑤ 바닥 공간을 적극적으로 활용하지 못함
⑥ 경기장 밖으로 되풀이해서 나가는 것(4~5인조, 6~8인조 팀 경기장 라인에 관계없다)
⑦ 다양하지 않은 방향으로 이동
⑧ 예견할 수 있는 동작 패턴(아주 쉬운 동작)
⑨ 계속되는 간단한 리듬
⑩ 부정확한 리듬 사용, 음악, 노래의 오용이나 남용

3. 연기

다음의 사항에 의해 심판은 선수들의 점수를 결정한다.
① 다양한 신체적 얼굴 표현
② 흥분과 역광을 표현하는 능력(관중들에게 호응도)
③ 자신감 있는 동작을 산출해 내는 능력
④ 관중과의 눈 접촉
⑤ 선수는 무대에서 연기할 때는 자기 자신을 확실하게 드러내라
⑥ 2인조, 3인조, 4~5인조, 7~8인조 팀 구성원 간에 상호작용
⑦ 강요된 연기보다 자연스러운 동작 표출
⑧ 규정 안에 결합되어 있는 개성과 생명력
⑨ 건강하고 선수다운 옷차림(용모, 얼굴)
　　−옷차림이 아름답고 격조 높고 프로선수다운 의상이어야 하며 메이크업과 헤어는 리듬체조

선수 수준이어야 한다.

⑩ 2인조, 3인조, 4~5인조, 7~8인조 팀은 일치된 쇼맨십을 관중들에게 보여 주어야 한다.

⑪ 칭찬할 만한 2인조, 3인조, 4~5인조, 7~8인조 팀의 옷차림을 준비해야 한다.

다음 사항은 감점을 유발한다.

① 신체적 에너지나 얼굴 표현이나 열정, 동기가 부족된 모습

② 가라앉아 있거나 다이내믹하지 못한 연기

③ 에너지 표출을 관중에게 하지 못할 경우

④ 흥분을 표출하지 못할 경우, 지나치게 긴장된 모습이거나 편안함 부족

⑤ 굳어 있고 강요된 것 같고 성의 없고 부자연스러운 표현

⑥ 연기하는 동안 한 가지 표현을 계속 반복

⑦ 부적당한 얼굴 신체 표현, 어렵다는 표정이나 편안하지 않은 표정

⑧ 계속해서 말을 하거나 표현의 연속성이 부족

⑨ 관중과 눈 접촉이 없음, 실수하거나 잃어버린 경우, 음악과 동작 박자와 함께 시간이 늘어남

4. 예술적 기준을 심사하는 핵심 사항 정리(심판 시험문제)

다음의 요점 정리는 예술 심판이 점수를 책정하기에 앞서 고려해야 할 것에 대해 정리해 놓은 것. 대회 기간 동안 심판들을 보조할 지침으로 유용하게 쓰일 것이다.

〈안무〉

① 창조성

② 독창성

③ 혁신성

④ 차별성

⑤ 예견 불가능

⑥ 복잡성

⑦ 공간 활용

⑧ 동작과 음악의 일치성

⑨ 정확한 시간

⑩ 리듬감 일치

⑪ 이동

〈표현력〉

① 일관성–처음부터 끝까지

② 흥분

③ 다양성
④ 에너지
⑤ 표출력
⑥ 자신감
⑦ 치밀성
⑧ 선수다움

남녀페어 2인조, 3인조, 4~5인조, 7~8인조
① 상호작용
② 서로 간의 평균레벨 유지
③ 하나 같은 동일한 동작
④ 공간 이용
⑤ 패턴
⑥ 동일성

용모
▶ 선수들이 자신의 용모에 있어서 창조성을 나타내고자 한다면 스포츠 요가의 고유성을 반영하고 모든 선수들에게 안전함을 보장할 수 있으며 선수 자신들이 연기를 향상시킬 수 있는 외모여야 한다.
① PWYC 대회에서 혐오감을 줄 수 있는 문신을 새긴 선수는 출전할 수 없다. 만약 문신을 한 선수는 수석 심판이 문신 상태를 확인 후 대회장과 상의해서 출전 여부를 결정한다. (가로 20cm, 세로 30cm 이내)
② PWYC 대회에 적합한 규정 복장 착용(선수 매뉴얼에서 찾아볼 것)

5. 연기 수행지역

PWYC 규정에 의한 무대를 만들어 놓아야 한다.(가로 5m, 세로 5m의 정사각형)

6. 입장, 퇴장

선수가 소개되고 난 후에 즉시 경기장에 들어가서 시작 자세를 잡는다. 시작 자세를 취하기 전에 간단히 청중에게 꼭 인사나 포즈를 취한다. 연기 수행을 마쳤을 경우에는 즉시 경기장을 벗어나야 하는데 퇴장하기 전에 청중에게 꼭 인사나 감사를 표현한다.(인사를 생략하는 경우 감점에 해당됨)

7. 잘못된 스타트

8. 음악

9. 점수 채점 개요

▶ PWYC 공식행사에 사용되는 점수 채점 제도는 선수들의 루틴이 다른 선수와 비교 대조 평가를 통해 이루어지는 비교 평가이다.

▶ 대회에서 모든 다른 선수들보다 뛰어난 매너로 규정 동작을 잘 적용하는 선수의 능력이 그 대회의 우승자를 결정하게 된다.

▶ 심판들은 편견이나 미리 나왔던 결과에 관계없이 대회 각 라운드에서의 동작을 정확하게 평가해야 한다.

스포츠 요가 챔피언십(Championship)

1. 선수대회 종목

일반부	**주니어 부**
▶ 여자싱글 부문	여자싱글 부문
▶ 남자싱글 부문	남자싱글 부문
▶ 남녀페어 부문	남녀페어 부문
▶ 남녀페어 예술 부문	남녀페어 예술 부문
▶ 트리플 부문	트리플 부문
▶ 팀 4~5인조, 7~8인조 부문	팀 4~5인조, 7~8인조 부문

PWYC
선수 메뉴얼

목적

이 안내서는
▶ PWYC 공식행사에 참가하는 선수들에게 지침을 제공한다.
▶ PWYC 기술 규정의 적용을 이해하는데 있어서 선수들과 코치를 돕는다.

이 안내서는 PWYC 기술 규정과 관련하여 읽어야 하며 점수 제도와 적용에 관한 보다 폭넓은 정보를 얻기 위해서는 선수와 코치들은 PWYC 심판 훈련 안내서를 참조해야 한다.

대회 준비

1. 대회 준비

선수의 자격

▶ 출전하는 스포츠 요가 선수는 요가 단증을 취득한 자로 규정한다.
▶ 요가 단증을 취득하지 않은 사람은 대회에 출전할 수 없다.

복장 검열 및 문신 검사

▶ 스포츠 요가 선수복에 PWYC 마크가 부착되어 있어야 하며 마크가 없는 대회 의상으로는 출전할 수 없다.
▶ 선수 복장은 스포츠 요가를 수행하는데 적당한가를 검사 받아야 하며, 검사관의 사인을 받아야 한다.
▶ 대회에 혐오감을 줄 수 있는 문신을 새긴 선수는 출전할 수 없다.
▶ PWYC 대회에서 혐오감을 줄 수 있는 문신을 새긴 선수는 출전할 수 없다. 만약 문신을 한 선수는 수석 심판이 문신 상태를 확인 후 대회장과 상의해서 출전 여부를 결정한다.
(가로 20cm, 세로 30cm 이내)

① 사전 심사
▶ 대회 1라운드를 시작하기 전에 PWYC 공식행사에서는 공식적인 웜-업(프리져징) 실시된
  다. 이 공식적 웜-업(프리져징)은 대회에 참가하는 선수들과 심판들에게 필수이다. 웜-업
  (프리져징)을 실시하는 동안에 선수들은 경기장에서 자신의 연기를 볼 수 있는 기회를 갖
  게 된다. 또 이때에 심판들은 기술 규정을 위반하는 다음의 사람들을 선수들의 연기 수행에
  서 평가한다. 용모, 불허용 동작, 규정 동작, 음악의 길이. 그러나 감점은 적용되지 않는다.
  웜-업(프리져징) 라운드의 효율적인 진행을 돕기 위해 선수들은 다음 사항을 지켜야 한다.
▶ 심판들에게 규정 동작을 적은 양식서를 제출한다.
▶ 선수가 소개되고 난 후에 즉시 경기장에 들어가서 시작 자세를 잡는다. 시작 자세를 취하기
  전에 간단히 청중에게 꼭 인사나 포즈를 취한다. 연기 수행을 마쳤을 경우에는 즉시 경기장
  을 벗어나야 하는데 퇴장하기 전에 청중에게 꼭 인사나 감사를 표현한다.(인사를 생략하는
  경우 감점에 해당됨)
▶ 심판들을 위해 규정 동작을 수행한다.
▶ 자신의 경기 복장을 착용한다.
▶ 새로운 동작을 실시하여 심판들에 의해 난이도를 평가 받을 기회를 갖는다.
▶ 기술 규정을 위반할 만한 동작, 리프트, 추진력 등을 실시한다. 이것은 연기를 통해 불허용
  동작, 리프트, 추진력 등을 제거할 수 있는 기회를 사용할 수 있다.
▶ 웜-업(프리져징)이 끝나고 난 후 수석 심판은 기술 규정을 위반한 각각의 선수들에게 알린다.

② 연기 안무
▶ 선수들이 최대의 점수를 얻기 위해서는 다음 사항들을 자신의 경기에 포함해야 한다.
  −8개의 규정 동작 부문을 할 때, 정적인 힘으로 해야 한다.

③ PWYC 요가 용모
▶ 선수들은 연기를 수행하고 있는 동안에는 연기 수행에 적합한 용모 및 복장을 지녀야 한다.

④ 연기 수행지역
〈구분〉
▶연기 수행지역은 가로 5미터, 세로 5미터의 정사각형의 규모이며, 무대를 최대한 활용해야 한다.
〈입장/퇴장〉
▶ 선수가 소개되고 난 후에 즉시 경기장에 들어가서 시작 자세를 잡는다.
▶ 시작 자세를 취하기 전에 간단히 청중에게 꼭 인사나 포즈를 취한다.

▶ 연기 수행을 마쳤을 경우에는 즉시 경기장을 벗어나야 하는데 퇴장하기 전에 청중에게 꼭 인사나 감사를 표현한다.(인사를 생략하는 경우 감점에 해당됨)

⑤ 잘못된 스타트
〈스타트를 잘못한 경우〉
▶ 시작 자세를 취한 이후에 연기를 시작할 수 없거나, 하지 않은 경우.
▶ 자신의 의도된 결론을 수행하기에 앞서 외부에 의해 방해를 받거나, 자신에 의해 멈춘 경우 만약 받아들인다면 즉시 그 자리에서 다시 실시하거나 그 종목의 마지막 번에 실시하고, 만약 허용되지 않는다면 자격이 박탈될 것이다.

⑥ 연기 시간
▶ 연기 시간은 싱글 부문 3분, 페어 및 팀은 4분을 기준으로 ±5초이다. 그러므로 최소한 2분 55초이고 최대는 3분 5초를 지켜야 한다. 시간 체크는 첫 번째 음악 시작부터 시작이며 음악이 끝남과 동시에 멈춘다.(이때 동작 지시 소리도 포함된다) 선수들은 대회에 앞서 음악의 길이를 스스로 확인해 봐야 한다. 음악 길이는 공식적 웜-업(프리저징)을 하는 동안에 잰다. 다음 라운드에서 사용할 다른 CD를 가지고 있는 경우에는 그 라운드에서 다시 음악 길이가 체크된다.

⑦ 음악
▶ 선수들은 행사 조직자에 의해 요구된 매체로 녹음한 음악을 준비하여 제출해야 한다.
▶ 녹음된 CD에는 PWYC 마크가 새겨진 스티커가 부착되어 있어야만 제출이 가능하다.

2. 점수 채점
① 개요
▶ 심판들은 편견 없고 양심적인 매너로 기술 규정을 고수해야 한다.
PWYC 공식행사에 사용되는 점수 채점 제도는 선수의 루틴이 다른 선수와 비교, 대조, 평가를 통해 이루어지는 비교평가이다. 대회에서 모든 다른 선수들보다 뛰어난 매너로 기술 규정을 잘 적용하는 선수의 능력이 그 대회의 우승자를 결정하게 된다. 심판들은 편견이나 미리 나왔던 결과에 관계없이 대회 각 라운드에서의 연기를 정확히 평가해야 한다.

② 기술적 심사 기준
▶ 선수와 코치는 다음의 체크 리스트를 이용할 수 있다. 즉, 다음 사항을 읽고 자신이 맞는지 안 맞는지를 평가해야 한다.

〈힘〉

다음 사항들은 심판이 선수들의 점수를 결정하는 요소들이다.

▶ 규정 동작의 질, 난이도, 스피드
▶ 추가된 '받아들일 수 있는' 힘, 동작의 수와 질, 그리고 그 동작들의 난이도로써 기대할 만한 것인지
▶ 지면과 공중에서의 동작 수행 시 다양하게 근력을 보여 주는지의 여부, 공중 동작 시 힘과 높이를 동시에 보여 주어야 한다.
▶ 저항력을 적절히 이용한다.
▶ 상하체 힘, 동작 간의 균형
▶ 좌우 신체 힘, 동작 간의 균형
▶ 2인조의 팀 경기에 있어서의 힘 비교
▶ 전체 연기 내에 힘, 동작을 수행하는 운동 능력
▶ 선수의 수준에 비추어 봤을 때, 수행의 용이성
▶ 불안정한 자세 없이 연기 내내 정확한 정렬과 자세를 취하는지의 여부
▶ 좋은 신체 조절, 정확하고 조절된 속도와 동작, 균형, 걸음을 보여 주는 움직임
▶ 관절과 팔, 다리의 정확한 정렬
▶ 공중 동작과 착지 동작의 조절, 고강도 착지 시의 조절 능력
▶ 팔, 손, 다리, 발의 정확한 정렬
▶ 이동 시 정확한 연기와 조절

다음은 감점 사항이다.

▶ 힘, 동작의 서투른 시도
▶ 근력의 균일치 않는 사용(좌우, 상하체, 정적/동적)
▶ 동작과 이동의 서투른 기술
▶ 관절의 과도한 신전, 잘못된 신체 정렬
▶ 조절 능력과 정확성의 결핍
▶ 서투른 착지 동작
▶ 신체/관절의 정렬의 부족
▶ 제어된 상태에서의 동작과 비교 가능한 관성의 사용
▶ 동작 중 불안한 자세

〈유연성〉

심판들이 유연성을 평가하는 기준이 되는 요소들은 다음과 같다.

▶ 추가 필수 동작과 유연성 동작의 질과 난이도
▶ 주요 관절에 있어서 유연성의 균형과 관절의 가동 범위(특히 힙 조인트)
▶ 좌우 신체 유연성의 균형
▶ 정적, 동적 유연성의 균형
▶ 동작의 제어 능력
▶ 연기의 용의성과 동작의 범위

유연성에서의 감점 기준은 다음과 같다.
▶ 능력을 넘어선 서투른 시도
▶ 균일하지 않는 유연성(좌/우)
▶ 주요 관절의 부족한 유연성
▶ 가동성 조절 능력의 결여
▶ 동작과 이동의 부정확한 기술

〈스포츠 요가〉
다음 사항은 심판이 선수의 점수를 결정하는 요소들이다.
▶ 스포츠 요가 동작의 큰 범위 내에서의 동작을 통하여 강도가 높은 수준의 동작들을 유지해
  내는 능력
▶ 스포츠 요가 지침에 타당한 동작
▶ 스포츠 요가를 기초로 하여 방영한 루틴 사용

다음은 감점 기준이다.
▶ 연기 수행 시 높은 수준의 강도를 유지할 수 없을 때
▶ 동작의 연속성 부족
▶ 스포츠 요가를 반영하지 않는 동작 사용 시
▶ 스포츠 요가에 적합하지 않는 동작 사용 시

③ 예술적 기준 적용
▶ 수행을 평가하는 데 있어서 심판들은 완벽한 점수를 유도하는 다음 사항들을 기억해야 한다.
  수행의 오류에 관한 사항 또한 마찬가지이다.
  훈련과 경험을 통하여 심판은 심사 기준의 적용을 기초로 하여 수행에 대해 점수의 범위와
  점수를 유추할 수 있다.

〈안무〉
심판들은 선수의 점수를 결정할 때 다음 사항들을 고려해야 한다.
▶ 동작과 이동의 혁신성
▶ 개성과 감각
▶ 동작의 독특한 자세
▶ 자신을 드러낼 수 있는 특징적인 동작(트레이드 마크)
▶ 2인조나 3인조, 4~5인조 7~8인조 팀 모두 동작의 창조성
▶ 창조적이고 혁신적인 연속 동작
▶ 표절하거나 기존의 동작을 답습하지 않는 새로운 다양한 동작
▶ 3차원 공간의 창조적 활용
▶ 역동적이며 창조적인 음악 연출 즉, 음악과 노래의 구조, 리듬, 특징, 착지 자세

다음의 사항이 발생한다면 선수들은 감점 받을 것이다.
▶ 창조적이지 못한 동작과 이동
▶ 모방한 동작과 스타일의 뒤범벅
▶ 연결된 연속 동작/과도한 반복
▶ 반복되는 동작/콤비네이션
▶ 바닥 고안 활용을 이용하지 못함
▶ 경기장 밖으로 되풀이해서 나감
▶ 다양하지 않은 방향 이동
▶ 예견할 수 있는 동작 패턴
▶ 계속되는 간단한 리듬, 부적당한 리듬 사용
▶ 음악/노래의 오용이나 남용

〈연기〉
다음의 사항에 의해 심판은 선수들의 점수를 결정한다.
▶ 연기를 통해 다양한 신체적, 얼굴 표현
▶ 흥분과 열광을 표현하는 능력
▶ 자신감 있는 동작을 산출해 내는 능력
▶ 관중과의 눈 접촉
▶ 루틴을 '팔 수 있는' 능력
▶ 연기 기술의 다양성과 연속성

▶ 적당하고 생기 있는 표현
▶ 2인조 팀 구성원 간의 상호작용
▶ 강요된 연기보다는 자연스러운 표출
▶ 루틴 안에 결합되어 있는 개성과 생명력
▶ 동작의 분리할 수 없는 요소로써의 리듬과 박자감
▶ 규정에 맞게 아름답고 격조 높은 옷
▶ 일치된 2인조/3인조/4~5인조/7~8인조 팀의 쇼맨십
▶ 서로 간에 정확하게 시간을 지키는 2인조/3인조/4~5인조/7~8인조 동일함
▶ 칭찬할 만한 2인조와 팀의 옷차림과 태도

다음의 사항은 감점을 유발할 것이다.
▶ 신체적 에너지나 얼굴 표현이나 열정, 동기가 부족한 연기
▶ 가라앉아 있거나 다이내믹하지 못한 연기
▶ 에너지 표출을 관중에게 하지 못할 경우
▶ 흥분을 표출하지 못할 경우
▶ 굳어 있고, 강요된 것 같고, 성의 없고, 부자연스러운 표현
▶ 연기를 하는 동안 한 가지 표현을 계속 반복
▶ 부적당한 얼굴, 신체 표현
▶ 계속해서 말을 하거나 카운트를 셈
▶ 표현의 연속성이 부족
▶ 관중과 눈 접촉이 없음
▶ 루틴을 실수하거나 잃어버린 경우
▶ 과집중이나 산만함
▶ 어려운 안무를 수행하는 동안 얼굴 표정이 확실히 어렵다는 표정이나 편안하지 않은 표정을
   지을 경우
▶ 지나치게 긴장된 모습이거나 편안함 부족
▶ 일치 되지 않은 쇼맨십
▶ 음악과 동작, 박자와 함께 시간이 벗어남

3. 문구류/가입서류

▶ 선수들은 대회와 관련된 모든 서류들을 정확하게 적는 방법을 알아야 한다. 주로 다음의 정
   보들이 선수들에게 요구된다.

① 규정 동작

▶ 규정 동작을 증명하는데 있어서 심판과 선수들을 도울 서류를 PWYC 훈련 교재에 준한다.

② 음악

▶ 저작권에 의거하여 행사 주관자는 행사에 사용되는 음악을 확인해야 한다. 그러므로 선수는
다음 사항을 적어서 행사 주관자에게 제출해야 한다.
-음악 제목
-부른 사람
-작곡자

③ 선수의 사인

▶ 당신이 대회에 등록할 때 대부분의 행사 주관자들은 동의서에 당신이 사인하도록 요구할 것
이다.
▶ 이 서류에 사인하기 전에 그 내용과 의미를 이해해야 한다.

PWYC
경연대회 규정 동작

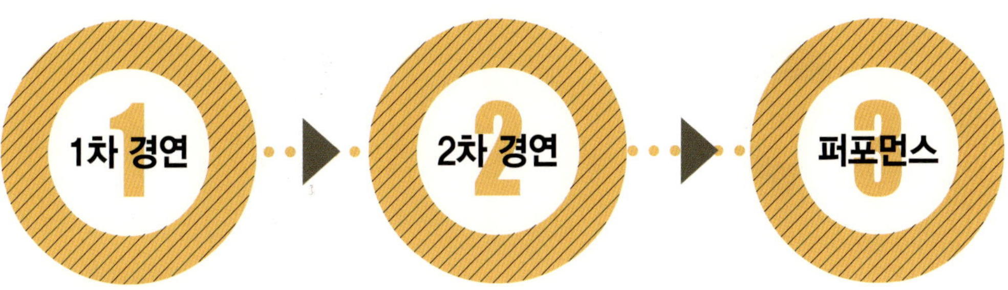

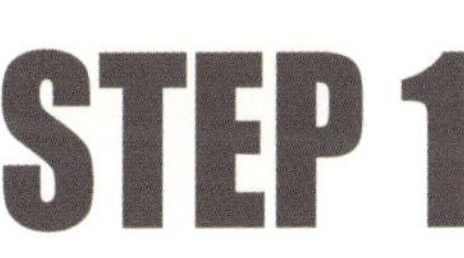

STEP 1

1차 경연대회

《 지원자 모집 》

머슬매니아 지원자 중 요가가 가능한 지원자를 사전에 구성한다.

| 별도의 라인업 구성 |

7명을 1개조로 3~5개의 조를 구분한다.
(20~30명의 지원자를 예상)

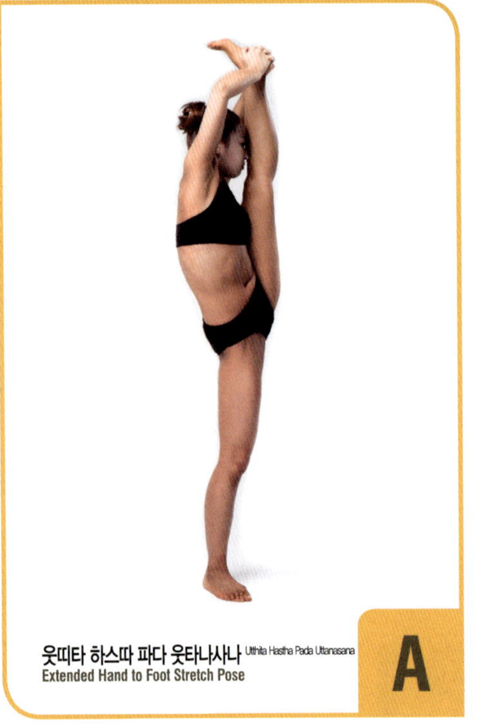

웃띠타 하스따 파다 웃타나사나 Utthita Hastha Pada Uttanasana
Extended Hand to Foot Stretch Pose

A

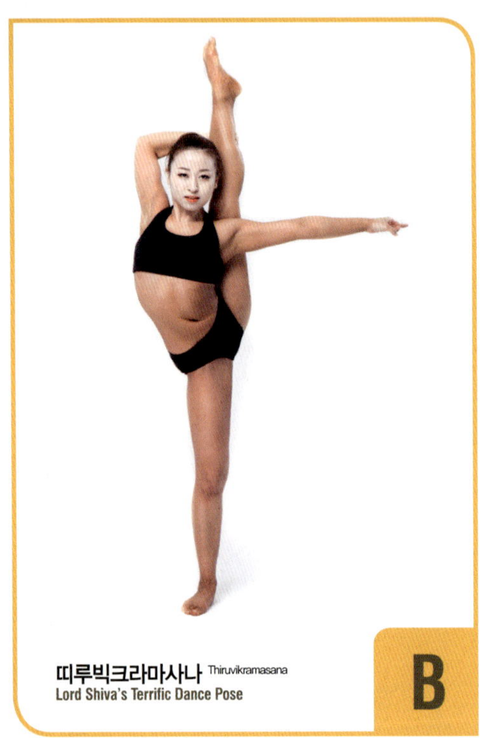

띠루빅크라마사나 Thiruvikramasana
Lord Shiva's Terrific Dance Pose

B

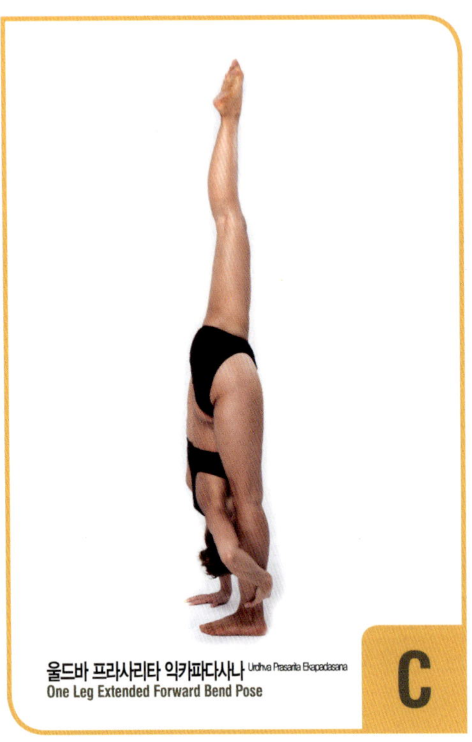

울드바 프라사리타 익카파다사나 Urdhva Prasarita Ekapadasana
One Leg Extended Forward Bend Pose

C

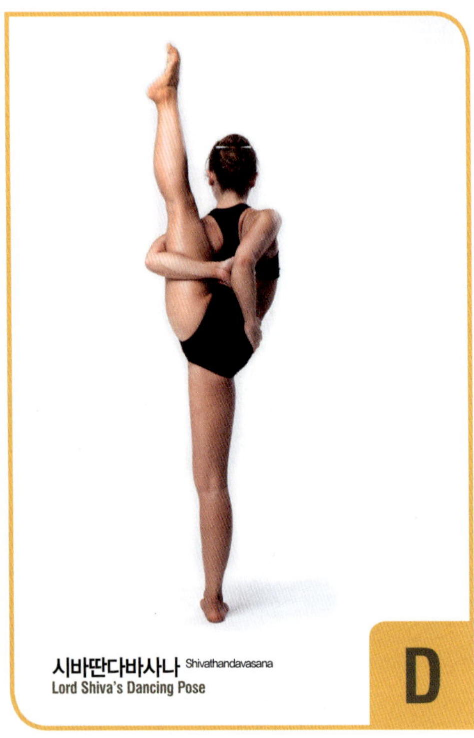

시바딴다바사나 Shivathandavasana
Lord Shiva's Dancing Pose

D

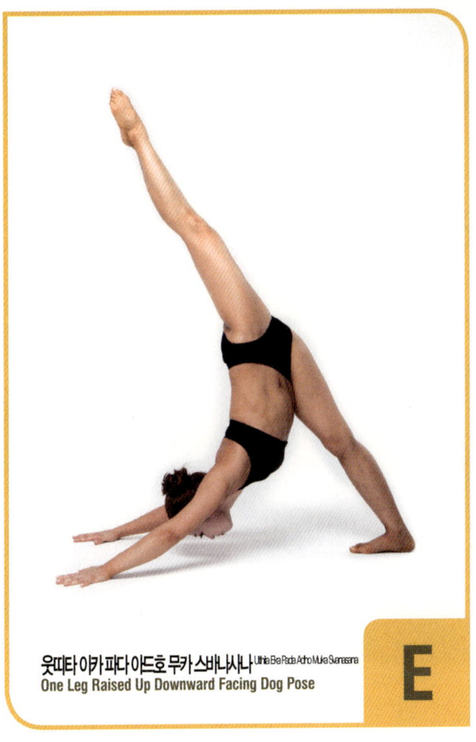

웃띠따 아카 파다 아드호 무카 스바나사나 Utthita Eka Pada Adho Mukha Svanasana
One Leg Raised Up Downward Facing Dog Pose

E

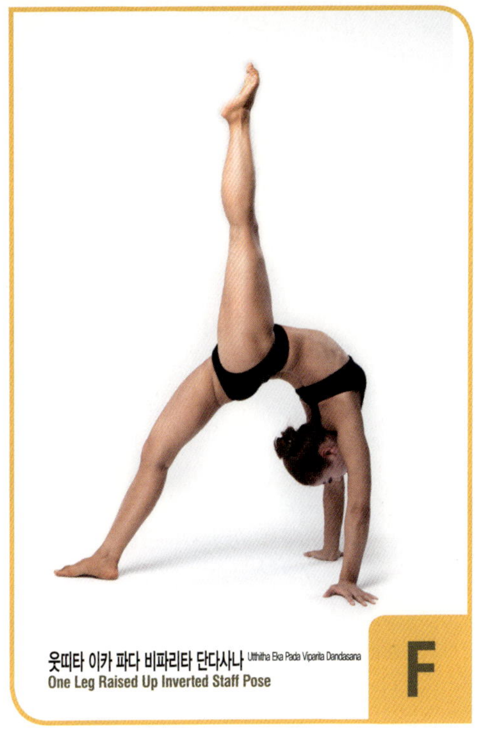

웃띠따 이카 파다 비파리타 단다사나 Utthitha Eka Pada Viparita Dandasana
One Leg Raised Up Inverted Staff Pose

F

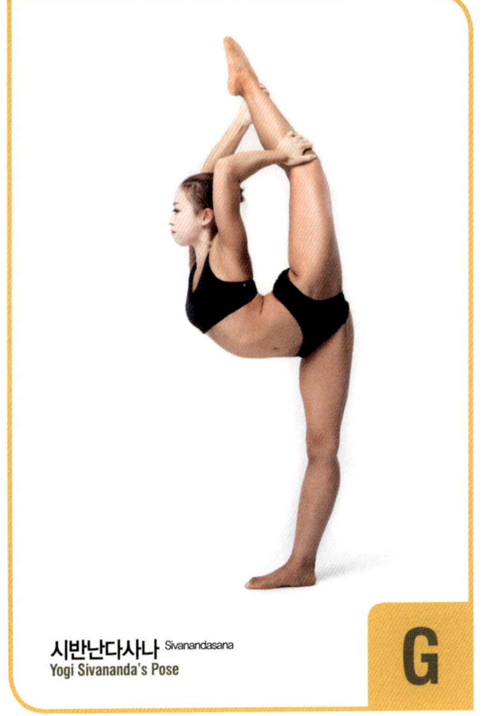

시반난다사나 Sivanandasana
Yogi Sivananda's Pose

G

배점 기준

- 9.1 ~ 9.5점 : 완벽하다
  (기준 동작보다 높은 난이도 + 스마일)
- 9점 : 너무 좋다(기준 동작의 난이도)
- 8점 : 많이 좋다(기준 동작보다 낮은 난이도)
- 7점 : 좀 더 좋다(완벽하지 않은 완성도)
- 6점 : 좋다(비슷하지만 부족한 자세)
- 5점 : 부족한 자세
- 0점 : 자세 포기
- **10점 만점 :
  완벽한 완성도 + 스마일 + 무대매너**

감점 기준 (0.1점~1점)

- 부정확한 동작, 서투른 동작 시도
- 동작을 완성하는 스피드
- 동작 중 불안정한 자세(또는 밸런스)
- 틀어진 자세
- 동작 완성 자세로 5초 동안 유지하기
- 서투른 착지

＊ 이 대회 규정 동작들은 특허청에 특허 신청된
  것이므로 본 협회(PWYC)의 허락없이 이용 시
  민형사상의 처벌을 받을 수 있습니다.

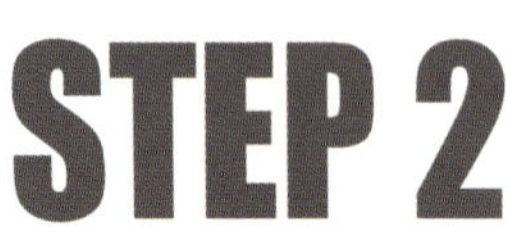

STEP 2

2차 경연대회

《 7개의 동작 다시 진행 》

가장 높은 난이도 + 완성도 + 스마일 + 무대매너를
보이는 경연자에게 우승

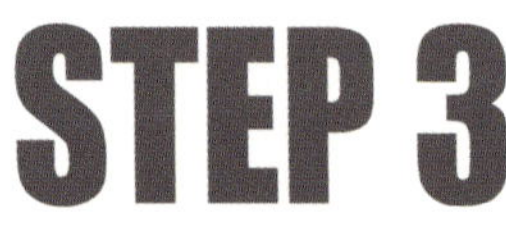

STEP 3

퍼포먼스(행사 부문)

》 여자싱글 부문 (Top 3)
》 퍼포먼스상(5명) (가능한한 입상 선수 제외)

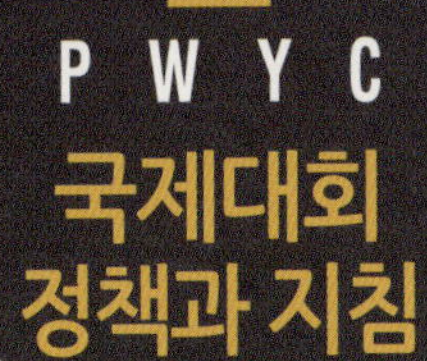

국제대회 구분

1. 소개

▶ 이 정책과 지침 사항들은 PWYC 모든 공식행사에서 시행할 표준들로 규정되어 있다.

▶ 행사의 행정에 있어서 도움을 줄 사항들 또한 포함되어 있다.

2. 국제대회에 대한 구분

▶ PWYC가 주관하는 국제 공식행사는 3가지로 구분된다.

① 국제 챔피언십

▶ 국제 챔피언십은 개회 행사, 초청, 지역대회를 포함한다.
　–유럽 스포츠 요가 대회
　–아시아 스포츠 요가 대회
　–북미 스포츠 요가 대회
　–남미 스포츠 요가 대회
　–아프리카 스포츠 요가 대회

② 월드컵 스포츠 요가 챔피언십

▶ 국제 챔피언십의 일반적인 조건에 덧붙여, PWYC 월드컵 스포츠 요가 행사의 상태의 수준을 위해 다음 사항들을 준수해야 한다.

〈행사 부문〉

▶ 모든 월드컵 시리즈 행사는 최소한 2개 부문 이상이어야 한다. 예를 들어,
　–여자싱글 부문
　–남자싱글 부문
　–남녀페어 부문
　–트리플 부문
　–팀(4~5인조, 7~8인조) 부문

〈상금〉

▶ 월드컵 시리즈 행사의 상금은 주최국 형편에 따라 달라질 수 있다.

〈대회의 기준〉

▶ 수준 높은 기준의 대회를 치르기 위해 다음의 사전 요구 사항을 지켜야 한다.
　　–월드컵(북미, 남미, 유럽, 아시아, 아프리카)에서 입상한 1등~3등까지는 항공료와 숙박을
　　　제공하는 조건으로 대회에 참가하도록 초청해야 한다.
　　–월드컵 지역 밖에서 입상한 1등~3등까지도 항공료와 숙박을 제공하는 조건으로 초청해
　　　야 한다.

③ 월드타이틀 PWYC

▶ PWYC 개최를 신청하기 위해서는 PWYC 집행위원회에 공식적인 서류를 제출해야 한다.

▶ 우선권은 주요 전시회와 국제 수준의 컨벤션과 관련하여 입찰한 나라에 갈 것이다.

선수 자격

1. 가입 조건

① 선수 자격 요건

▶ PWYC 공식행사는 각 기구의 PWYC 회원이 보증하는 선수들에게 한하여 열려 있다. PWYC
　회원이 없는 나라일 경우에는 대회에 참석하려는 선수 자신이 직접 PWYC에 참가 신청을
　해야 한다. PWYC 회원이 없는 나라에서 출전한 선수에 대한 허가 결정은 행사 주관자와 회
　의를 통해 결정될 것이다. 이 경우 행사의 각 부문에 1인당 US달러 200불을 가입비로 지불
　해야 한다.

② 각국 대표

▶ 공식적 타이틀 행사 예를 들어(유럽 스포츠 요가)일 경우에는 선수들은 국적을 가지고 참가
　해야 한다. 혹은 그들이 대표하는 나라의 영구 거주 인정을 가지고 있어야 한다. 각 선수들
　은 대회에 참가할 자신을 증명할 여권이나 합당한 공식적 서류를 가지고 와야 한다.

③ 선수 등록

▶ 행사 주관자가 요구하는 등록 절차를 할당된 시간에 완성하지 않는다면, 어떠한 선수도 대회에 출전할 수 없게 된다.

대회 규정

1. 대회 조건

① 대회 규정

▶ PWYC가 승인한 최근의 PWYC 기술, 예술 심판 규정이 적용된다.

▶ 스포츠 요가 선수복에 PWYC 마크가 부착되어 있어야 하며 마크가 없는 대회 의상으로는 출전할 수 없다.(복장 검사에서 확인)

② 대회 구조

▶ 모든 국제대회는 공식적인 웜-업(프리져징), 최소한 1라운드 실시, 결승전은 5~7명의 선수로 구성되어야 한다.

공식적인 웜-업(프리져징, Prejudging)

▶ 대회 1라운드를 시작하기 전에 PWYC 대회 규약에 의거하여 웜-업(프리져징) 라운드를 실시해야 한다. 공식적 웜-업(프리져징)에는 대회에 참가하는 모든 선수와 심판들은 필수적으로 참가해야 한다. 웜-업(프리져징)이 실시되는 동안 선수들은 예선전 순서에 의거하여 경기장에서 자신의 경기를 수행할 수 있는 기회를 갖는다. 각 라운드에서 음악을 다시 맞추는 번거로움을 피하기 위해서 행사 주관자가 CD를 계속 보유하고 있는다. 녹음된 CD에는 PWYC 마크가 새겨진 스티커가 부착되어 있어야만 제출이 가능하다. PWYC 마크가 없을 경우에는 CD 제출이 불가능하다. 만약 선수가 자신이 CD를 공식적 웜-업(프리져징) 이후 스피드를 변경하고자 할 경우에는 연기 길이를 심판진들에 의해 평가 받아야 한다.

2라운드 경기

▶ 참가 선수의 수가 20명보다 적을 경우에는 대회 구조가 다음과 같다.

〈준결승전〉

▶ 이 대회에 참가하는 모든 선수들은 준결승전에 참가해야 한다.

〈결승전〉

▶ 준결승전에서 높은 점수를 차지한 5명의 선수들은 결승전에 참가할 수 있으며 결승전에서 가장 높은 등수를 차지한 선수가 대회의 우승자가 된다.

경기 구조	대회 라운드	경기 참여자 수
Warm-up(프리져징)	사전 공개 심사	모든 선수에 필수
1 라운드	준결승전	20명 미만
2 라운드	결승	5명 미만

〈라운드 경기〉

▶ 대회의 각 부문에 있어서 선수가 20명이나 그 이상으로 구성되어 있을 경우, 3라운드 경기를 실시한다. 대회 구조는 다음과 같다.

　-예선전

　이 대회에 참가하는 모든 선수는 예선전에 참가해야 한다.

　-준결승전

　예선전에서 가장 높은 점수를 차지한 10명이 준결승전에 참가할 수 있으며 준결승전에서 가장 높은 점수의 5명의 선수들은 결승전에 참가한다.

　-결승전

　준결승전으로부터 높은 점수를 획득한 5명의 선수들이 결승전에 참가할 자격을 얻으며 가장 높은 등수를 차지한 선수가 이 대회의 우승자가 된다.

경기 구조	대회 라운드	경기 참여자 수
Warm-up(프리져징)	사전 공개 심사	모든 대회 참여자
1 라운드	예선전	20명 이상
2 라운드	준결승전	10명
3 라운드	결승	5명

③ 장소 요구 사항

▶ 행사 주관자는 다음 사항을 제공한다.

선수 탈의실

▶ 선수들이 대회 복장으로 갈아 입을 수 있는 적합한 장소를 제공한다.

선수 웜-업(프리져징, Prejudging) 지역
▶ 웜-업(프리져징)을 위한 적당하고 안전한 장소가 제공된다.

심판회의 장소
▶ 행사에 앞서 시합 전 브리핑을 할 수 있는 적당한 회의 룸을 심판들에게 제공한다. 그리고
  적어도 비디오와 모니터 장비를 제공한다. 행사 동안이나 행사 이후에 브리핑을 할 수 있는
  공간을 심판들에게 제공한다.

게시판
▶ 행사 주관자는 대회 결과를 공식적으로 제시할 적당한 위치를 제공한다.

연기 수행지역
▶ 연기 수행지역은 가로, 세로 5m 정도의 공간이다. 바닥은 마룻바닥이나 카펫, 매트 등을 바
  닥에 깔아서 선수들의 부상을 방지해야 한다.

심판석
▶ 심판진은 선수, 코치, 관중들과 분리된 지역에 위치한 좌석에 앉게 된다. 단지 대회 임원과
  심판들만이 이 분리된 지역에 접근할 수 있다. 심판진과 관중들과의 사이에 적어도 1미터의
  공간은 확보해야 한다. 가능하면 심판진의 자리는 모든 심판들이 경기장 전체를 볼 수 있도
  록 높게 위치해야 한다. 심판들은 다음의 순서로 번갈아 앉아야 한다. 즉 기술, 예술 등 점수
  심판은 가운데 위치하며 수석 심판은 계산자 옆에 앉는다.

④ 심판진
▶ PWYC 국제 공식행사의 행사 주관자는 적당한 심판진을 배정한다. 이 심판진은 수석 심판
  1명, 기술 심판 3명, 예술 심판 3명, 총 7명의 PWYC에 등록된 심판으로 구성된다. 행사 주
  관자의 의무는 심판들이 심판하는 과정에서의 각자 국제적인 대표로서의 역할을 하는 데에
  모든 노력을 하도록 도와주는 것이다. 심판들은 행사에 참가하는 모든 회원국으로부터 초청
  된다. 그러나 심판의 여행 경비를 지불할 의무를 지니지 않는다.(대회 기법을 심판들에게 증
  정해야 한다)
▶ 행사 주관자는 자격을 갖춘 PWYC 국제심판을 행사의 수석 심판으로 임명한다. 수석 심판
  은 다른 나라의 사람이어야 하고 행사 주관자는 수석 심판을 위해 항공료, 호텔료, 식사를
  제공해야 한다.

▶ 수석 심판은 남은 심판진들 선출을 위해 행사 주관자와 상의해야 한다. 기술, 예술 심판은 호텔, 식사를 제공해야 한다. 항공료는 본인이 부담해야 한다. 수석 심판과 심판들의 책임과 의무에 관한 자세한 위치 설명은 PWYC 심판 규정에 나와 있다.

   –수석 심판과 심판진들의 직위 설명에 관한 종합 복사본, 윤리의식 행동양식, 이 부분은 사전 복사를 하여 PWYC 공식행사의 행정의 부분으로서 심판들에게 보낸다.
   –국제 스포츠 요가 심판에 등록
   –주최자는 세계연맹 회장에게 당연히 항공, 호텔, 식사, 통역, 자동차 등을 제공해야 한다.

⑤ 사무원
▶ 행사 주관자는 심판진들을 돕기 위해 적합한 자격을 지닌 사무원들을 제공한다. 이 사무원의 최소한의 숫자는 3명이다. 그리고 이 사무원들은 계산자, 계산 보조, 심판 보조로 구성된다. 이 직위는 지역에서 자격을 갖춘 사무원 등이 임명한다.
요약해서 사무원의 임무는 다음과 같다.

계산원
▶ 계산원은 대회 집계에 있어서 모든 자료를 입력하고 감독한다. 이것은 대회전이나 대회 중에 그리고 수석 심판의 기록 등을 포함한다.

계산 보조원
▶ 각 심판들로부터 채점지를 모아서 계산원에게 갖다 준다. 그리고 자료를 정확하고 효율적으로 입력하도록 계산원을 돕는다.

심판 보조원
▶ 각 심판으로부터 채점지를 모아서 계산원에게 갖다 준다. 수석 심판이나 심판들이 원할 경우 돕는다.

⑥ 기술적, 행정적인 보조
▶ 행사 주관자는 다음의 의무를 지닌 기술적이고 행정적인 요언들을 조직하도록 권장한다.

대회 감독자
▶ 경기에 관한 전반적인 행정적 권한을 지님

아나운서

▶ 아나운서는 다음과 같은 공식적인 정보를 알리는 역할을 한다.

　-연기 시작 전 각 선수 개인이나 팀의 이름

　-응원자/협력 단체의 이름(연기의 시작과 종료 시)

　-다음 경기 진출 선수의 이름

　-결승전 이후, 각 선수들에 대한 심판진들의 점수와 순위

대회 안내요원

▶ 대회 안내요원은 선수 등록, 선수 명단 분류, 각 행사를 선수들에게 안내하는 역할을 한다.

음악 전문가

▶ 음악 전문가는 다음과 같은 음향 기능과 사운드에 대한 책임을 지닌다.

　-대회 전이나 연습 기간 중에 음향 기능 점검

　-오디오 카세트의 속도와 볼륨 점검

　-각 카세트의 속도와 볼륨 점검

　-선수들의 CD를 입수하여 경기가 끝날 때까지 보관하는 일

의료요원

▶ 자격을 갖춘 요원들이 경기가 끝날 때까지 대기해야 한다. 응급조치는 행사 전에 해야 하며 선수들과 코치에게 알려야 한다.

⑦ 행정적인 재료들

문구류

▶ 손수 채점하는 채점지의 여유분을 컴퓨터 오류가 발생할 시를 대비하여 준비해야 한다. 모든 행사에 제공되어야 할 공식 문구류는 다음과 같다.

선수 기록

▶ 선수들은 자신의 연기에 포함되어 있는 규정 동작(오블리갓토리 무브먼트, Obligatory movements)의 리스트를 적어서 제출한다.

수석 심판 기록

▶ 선수의 연기나 외모가 기술 규정에서 어긋난 경우에 수석 심판은 사전 심사 이후에 선수에

게 기술 규정 위반 사항에 관해 자세히 설명해 준다.

자료 입력 채점표
▶ 각 선수들에 대해 각 라운드에 심판 각자가 채점할 수 있는 충분한 양을 준비한다.

심판 종합 채점지
▶ 대회의 각 라운드를 위해 각각의 심판들이 필요하다.
▶ 모든 다른 문구류는 여분이 있어야 한다. 그리고 모든 공식적인 문구류에 대한 종합적 설명은 PWYC, 스포츠 요가 심판 교재를 참고한다.

⑧ 행사 스케줄
▶ 행사 스케줄에는 모든 미팅과 선수, 심판, 지원병, 사무관들의 미팅에 관한 내용들이 자세히 수록되어 있다. 그리고 대회 각 라운드의 시간과 사전 심사 시간도 실려 있다.
▶ 심판들의 브리핑은 행사가 시작하기 전에 4시간 이상 실시한다. 심판들은 수석 심판의 대회 후 브리핑 요구에 의해 브리핑할 수 있는 기회를 갖는다. 행사 주관자는 브리핑하기 위한 그들의 요구에 관하여 수석 심판과 교섭한다.

대회 기록과 선전

1. 기록과 선전(홍보)

▶ 규약된 행사 주관자의 조건으로서 다음에 부합되도록 동의해야 한다.

① 기록
▶ 대회 기록은 대회가 끝난 후 6주 이내에 완성하여 PWYC에 보내야 한다. 보내야 할 정보와 자료는 다음과 같다.
　　－대회의 모든 선수 기록과 순위
　　－무든 스폰서가 그려진 것을 포함한 대회 사진
　　－대회 프로그램이나 안내 책자
　　－대회 포스터
　　－다른 인쇄된 자료들

② 선전(홍보)
▶ 행사 주관자는 모든 선전 자료나 행사장에 PWYC 공식행사 로고를 붙인다.

▶ 공식적인 이점

PWYC에서 인정한 국제대회는 다음과 같은 이점이 있다.

① 모든 광고물에 PWYC 로고를 사용할 수 있다.
② 대회의 판정에 PWYC의 기술적 규칙을 사용할 수 있다.
③ PWYC의 심판 시스템, 문구와 컴퓨터 프로그램을 사용할 수 있다.
④ PWYC의 공인된 심판과 심판 기록을 사용할 수 있다.
⑤ 대회의 홍보에 PWYC의 국제적 회원망을 사용할 수 있다.
⑥ PWYC의 회원국의 경기에 참가가 허용된다.

▶ 권장

PWYC의 회원이 아닌 대회 주관자는 국제지역 PWYC로부터 인증서를 제공받아야 한다.

▶ 비용

행사 주관자는 PWYC에 공인료 US달러 $3,000를 지불해야 한다.

▶ 신청 절차

대회를 공인받기 위해서는 다음의 단계를 반드시 밟아야 한다.

1. 완성된 신청서를 다음의 주소로 발송한다.
EAST OFFICE
PWYC- PROFESSIONAL WORLD SPORTS YOGA CLASSIC CHAMPIONSHIP
THE HEADQUARTERS.
4F, Misung B/D 705-6 Banpo-dong Seocho-gu
Seoul, South Korea
(+82) 02-3443-3672
www.fisaf.co.kr
pwyc@hanmail.net
WEST OFFICE
PWYC- PROFESSIONAL WORLD SPORTS YOGA CLASSIC CHAMPIONSHIP
THE HEADQUARTERS.
Flat 1, CATHERINE BOOTH HOUSE,

1 Aylward Street, Portsmouth, Hampshire, United Kingdom. PO1 3PH.
(+44) 75-5177-7864

2. 위의 주소로 보내진 신청서는 실행위원회에서 검토한다.
3. 공인에 대한 신청은 대회 주관자가 대회를 신뢰성 있고 전문적으로 개최할 능력이 있는가를 증명하는 것이다.
4. 대회를 주최하기 위한 신청서가 PWYC 본부에서는 대회를 개최할 수 있는 능력 여부를 판단하기 위해서 개최국에 실사단을 1~3명 파견한다.
5. 실사단의 비용 일체를 대회를 신청한 나라에서 부담한다.
   (항공료, 호텔료(4성급 이상), 식사료, 교통편)
6. 실사단이 대회를 치를 수 있는 조건을 갖추었다라고 서류를 정식으로 작성하여 제출하면 PWYC 회장이 개최 여부를 결정한다.
7. 대회를 주최할 수 있는 증명이 되면 인정서를 동봉하여 보내진다.
8. 공인료는 반드시 1개월 안에 지불되어야 한다. 만약 US달러로 $3,000 지불이 이루어지지 않으면 공인에 대한 인정은 취하된다. 공인료는 반드시 수표나 현금, 전신환을 통해 지불되어야 한다. 만약 공인된 뒤에 대회가 취소되더라도 납부한 US달러 $3,000은 반환되지 아니한다.
9. 모든 PWYC 회원들은 PWYC 게시에 의해 공인에 대한 조언을 할 수 있다. 부가적으로 대회 주관자는 PWYC 회원의 연락처를 제공받게 되며 그것을 통해서 직접 홍보할 수도 있다.

▶ **지원 세부사항**

1. 행사 주관자들의 성명과 주소(행사를 주관하는 단체나 조직)

   ____

   ____

2. 대회 계약자의 이름(PWYC와 연락하는 개인)

   ____

   ____

연락처(전화) – 사무실:　　　　　FAX:　　　　　핸드폰:
E-메일:　　　　　Facebook:
대회세부

3. 대회의 이름(홍보에 사용될)

____

____

4. 대회의 장소(대회가 있는 도시 또는 나라)

____

____

5. 대회 날짜(예선과 결승까지)

____

____

6. 대회 분류(∨ 표시)
   □ 국제대회
   □ 월드컵 스포츠 요가 챔피언십
   □ 지역 타이틀

7. 대회 방식(대회 개방 혹은 방문)
   □ 개방
   □ 방문

8. 경쟁 분류
   □ 남자개인
   □ 여자개인
   □ 혼합 2인
   □ 팀(6~9 인)
조건에 대해서 쓰거나 대회의 순서에 대해 쓰시오.

▶ 신청시 필요 사항
다음과 같은 것은 반드시 신청서에 포함되어야 한다,

- **스폰서/자금**
  대회가 어떻게 재정적으로 지원받는지 상세히 서술.
- **상**
  제공되는 모든 상에 대해 포괄적인 리스트를 제공하고(현금과 메달)
- **서약**
  나는 PWYC 국제 행사의 정책과 지침서와 신청서에 포함된 모든 정보와 요구 사항을 주의 깊게 읽고 모든 진술된 요구 사항에 동의합니다.

이름: ____________________   직위: ____________________
서명: ____________________   날짜: ____________________

약물정책 PWYC

PWYC는 선수들의 건강과 스포츠 윤리의식에 입각하여 경기력을 일시적으로 향상시키는 약물이나 도핑을 금한다. 약물복용이나 IOC가 언급한 도핑 분류 리스트에 올려진 금지된 방법의 사용 또는 도와주거나 도핑에 참여하는 행위 등이 모두 해당된다. PWYC 공식대회에는 약물검사가 실시되므로 모든 선수들은 테스트를 받기에 유효하게 해야 할 것이다.

자료매뉴얼 PWYC

1. 이 매뉴얼은 FISAF, 월드 스포츠 요가 얼라이언스 피트니스와 PWYC 규정하에 열리는 PWYC 공식 스포츠 요가 대회에 참가하는 선수, 사무원, 코치, 심판들이 훈련하고 준비하는데 있어서 도움을 주고자 준비되었다. 이 매뉴얼은 공식적인 기준뿐 아니라 공식행사와 연합된 기준에 관하여 정보를 제공한다. 이 매뉴얼은 다양한 서류들로 구성되어 있으며 항상 필요한 영구적인 것이다.

2. 이 자료는 많은 월드 스포츠 요가 얼라이언스. PWYC, FISAF 멤버들의 도움으로 완성되었습니다. 특별히 FISAF 멤버들께서 지금까지 FISAF가 있게끔 도와주신 선배님, 후배님들에게 감사드립니다.

저작권

이 자료는 FISAF, 월드 스포츠 요가 얼라이언스, PWYC 회원들의 절대적 사용권에 관한 것이다. 회원들에게 이 매뉴얼의 내용들을 제공하는 것을 허가하며 모든 권리를 보유한다.
이 책의 한국어판 저작권은 FISAF KOREA, PWYC와 WSYA에 있습니다. 저작권법에 의해 한국 내에서 보호를 받는 저작물이므로 무단 전제와 무단 복제는 법에 의해 금지됩니다.

PWYC

**PROFESSIONAL WORLD SPORTS
YOGA CLASSIC CHAMPIONSHIP**